磁共振引导放射治疗
原理及临床应用

李 懋 王冀洪 编 著

中国协和医科大学出版社

北 京

图书在版编目（CIP）数据

磁共振引导放射治疗原理及临床应用 / 李懋，王冀洪编著. —北京：中国协和
医科大学出版社，2021.7

ISBN 978-7-5679-1728-6

Ⅰ. ①磁…　　Ⅱ. ①李…②王…　　Ⅲ. ①核磁共振成像－应用－放射疗法
Ⅳ. ①R815

中国版本图书馆CIP数据核字（2021）第078533号

磁共振引导放射治疗原理及临床应用

编　　著：	李　懋　王冀洪
责任编辑：	戴小欢
封面设计：	陈　杉
责任校对：	张　麓
责任印制：	张　岱

出版发行　**中国协和医科大学出版社**
（北京市东城区东单三条9号　邮编100730　电话010－65260431）

网　　址：	www.pumcp.com
经　　销：	新华书店总店北京发行所
印　　刷：	天津和萱印刷有限公司

开　　本：	710mm×1000mm　　1/16
印　　张：	16.25
字　　数：	240千字
版　　次：	2021年7月第1版
印　　次：	2021年7月第1次印刷
定　　价：	198.00元

ISBN 978－7－5679－1728－6

作者简介

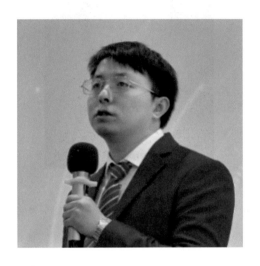

　　李懋（Mao Li），毕业于重庆医科大学，医学影像与核医学硕士。从事磁共振培训工作5年，参与编著图书2部，个人微信公众号《懋式百科全书》长期推广磁共振相关知识普及教育。中国研究型医院学会心血管影像专业委员会新技术开发与应用学组委员。目前任职于飞利浦（中国）投资有限公司放射肿瘤事业部。全国放射治疗部培训总监，飞利浦放疗继续教育项目负责人。具有磁共振影像诊断、磁共振治疗及磁共振引导放疗多方面的培训经验，是磁共振加速器一体机MR-Linac在国内磁共振部分的主要培训者。

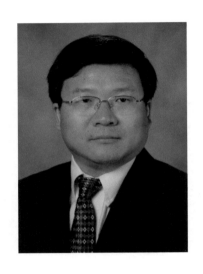

　　王冀洪（Jihong Wang），美国科罗拉多大学医学物理学博士，梅奥诊所（Mayo Clinic）住院医师毕业。现就职于美国得州大学MD安德森癌症中心放疗和诊断影像部，负责磁共振加速器放疗一体机的临床项目。具有30年的医学影像系统临床应用与研究经验，参与数项国际标准的制定工作，筹划并主持数个国际研讨会讲习班。出版著作5部，论文100余篇。任北美放射学会副主席，是学会成立100多年来首位华裔副主席。同时还任美国医师协会治疗评估工作组影像部门主席、美国医学物理学会会士。在影像和放疗方面具有丰富的临床经验及科研成果，帮助国内多家医院制定了影像放疗方面的规范，多次参与国内的学术活动及交流。

序 一

近年来随着精准医疗特别是放射治疗领域影像导航的应用和迅速发展，磁共振成像（MRI）正在被快速引入放疗科。越来越多的放疗科正在计划引进或已经开始采用磁共振影像为基础的模拟定位（simulation）和治疗计划，特别是近两年来我国放疗界有几家医院已经实施磁共振和加速器一体化的磁共振加速器MR-Linac，标志着MRI引导放射治疗已成为放疗发展趋势。

MRI和其他常规的影像技术，特别是我们目前常用的CT为基础的影像模拟定位相比，具有几个很明显的优势：① MRI没有电离辐射；② MRI影像具有超高的软组织对比度；③ MRI同时还能进行功能成像，该技术可望用于评估和预测治疗效果。

但是与现有的CT为基础的放疗影像计划相比，MRI相对来说更复杂、更具多样性，因而也需要更长的学习时间才能够领会和应用。MRI对于放疗界来说相对比较新，系统介绍磁共振引导放射治疗的专业书籍几乎没有，本书正好满足了我们现在放疗界的需求，是一本非常及时且实用的参考书，可以作为放疗人员使用MRI进行模拟定位扫描时的工具书。

本书作者王冀洪教授是美国安德森癌症中心医学物理教授。他从事磁共振影像领域的工作多年，在MRI影像及MRI引导放射治疗领域有很丰富的经验。他本人同时也是磁共振放疗应用方面的专家，曾担任过北美放射学会的副主席。他领导了安德森癌症中心的Unity 1.5T磁共振加速器一体机在临床应用的主要工作。李懋博士从事磁共振培训及教育工作多年，也是最早在国内进行磁共振模定位培训及MR-Linac磁共振部分培训的专业人员，具有丰富的磁共振放疗应用的教学经验。

本书从磁共振影像系统的基本原理开始，一直到MRI的场地计划安排、磁共振相关的安全准备、影像质量控制及质量保证、磁共振主要的序列以及每一步的磁共振影像治疗计划的使用都作了详细的解释。本书图文并茂，通过大量的实例，解释各种常见部位的放疗定位和引导治疗的参数设置等具体的工作流程。对计划开展磁共振模拟定位的放疗科很有参考价值。本书不论是对物理师、放疗医生，还是技术员都有很高的参考价值。另外此书还对未来的磁共振在放疗领域的发展及其影像导航的发展方向做了战略性预测，对广泛放疗界的科研工作者也是非常有参考价值的。这本书对我国放疗界磁共振标准化方面的工作也有很好的指导价值，同时对未来放疗影像导航方面的研究，具有一定的指导作用。在此我特别感谢王冀洪教授和李懋博士给我们提供了这样一本特别需要的图书。

中国工程院院士

山东省肿瘤医院院长

于金明

序 二

　　磁共振（MR）引导放疗技术是最新一代的图像引导放疗技术，与此前的扇形束CT或锥形束CT引导技术相比，具有革命性进步，主要体现在以下4点：①软组织对比分辨率显著提高，肿瘤能看得更清楚；②能做功能成像，能及时发现肿瘤的功能状态变化；③能实时二维断层成像（甚至三维容积成像），从而可实时探测肿瘤位置和形态的变化；④成像时无射线剂量，成像频率和时长有了更大的自由度。这些进步让每一位放疗人激动，感受到一个新时代正在到来，都迫切希望了解、掌握这一技术，为自己及患者进入新时代做好必要的准备。

　　MR引导放疗技术的相关内容很多，主要包括：①MR成像原理；②MR序列；③MR设备（包括模拟定位机、计划系统和MR加速器）的安全性、功能特点、操作规程、质量控制；④单病种临床应用规范。这些内容，放疗人要么略有所知，要么完全不了解。短时间要掌握所有这些内容确实非常困难。

　　为了迎接这一前所未有的挑战，放疗人要做好充分的思想准备，要投入大量的时间精力去学习。可当你去学习、寻找资料，你会发现，能找到大量的论文或者综述，却找不到一本教材或专著。你会觉得无助，不知道从何下手。正当我和大家一样，在寻找、在彷徨时，我的老朋友，美国MD安德森癌症中心的王冀洪教授告诉我，他和资深培训工程师李懋刚完成了一本这方面的书稿，并且邀请我为书作序。

　　我很高兴，也很荣幸。我通览全书目录，并认真阅读了部分书稿。我的基本印象是，该书系统介绍了MR引导放疗技术相关的几乎所有的内容。全书共

8章，从最基础的MR成像原理和成像序列，到MR模拟定位的相关内容（定位系统、扫描序列、定位流程、验收及质控），再到MR加速器治疗相关内容（系统介绍和工作流程），最后到技术未来的发展方向，娓娓道来，全面覆盖。它既可以作为MR引导放疗技术的教材，供初学者使用，也可以作为一本参考书，供专业人士使用。王冀洪教授是美国MD安德森癌症中心磁共振引导放疗项目的首席物理师，曾长期从事MR成像技术研究，又是最早开展MR引导放疗技术应用研究工作的专家，学术功底深厚，实践经验丰富。由他牵头主编，本书的质量有保证。总之，该书正是我努力寻找的那本书，正是我希望见到的模样。我很乐意推荐给广大同行阅读。

中国医学科学院肿瘤医院放射治疗科副主任
医学物理学研究员
戴建荣

序　三

21世纪的肿瘤放射治疗技术进入了精准时代。三维适形和调强放射治疗技术的发展和广泛应用，极大地提高了治疗照射剂量分布的适形度，在保证肿瘤靶区获得足够治疗剂量的同时很好地保护了正常组织。这种精准的放射治疗技术离不开影像技术的支持，包括运用各种影像技术准确地定位治疗靶区和需要保护的正常组织，进行精确的治疗计划设计，引导治疗实施过程的准确照射，以及评估治疗的疗效和解剖改变并指导治疗计划的修正。因此，影像引导已经成为现代肿瘤放射治疗不可缺少的关键技术。

磁共振影像与其他影像技术相比，具有无电离辐射和超高软组织对比度的优势，并且还能提供代谢和功能信息，可以更好地帮助医生和物理师进行放疗计划设计、照射引导和疗效评估，从而成为现代肿瘤放射治疗的重要工具。了解磁共振影像的原理、特点和技术进展及其在肿瘤放射治疗中的应用要求，是目前放射治疗医师、物理师和治疗师的必修内容。

王冀洪教授是磁共振影像技术的著名专家，对磁共振影像在医学诊断和放射治疗中的应用有长期深入的研究，曾任北美放射学会（RSNA）副主席，主持和领导开展了美国国立卫生研究院（NIH）/美国国家癌症研究所（NCI）支持的10多项研究项目，在磁共振影像诊断与引导放射治疗和双重领域均取得了出色的成绩。由他主编的这本专著针对磁共振影像引导放射治疗应用需求，详细介绍了磁共振成像的设备原理与安装环境、不同图像序列的技术特点、解剖图像与功能图像的差别和应用质控，还包括了最新的磁共振加速器的应用发展以及磁共振成像在放射治疗的疗效评估和预后预测等前沿研究。本书通过大量的应用实例，描述和解释了各常见病种的放疗定位和引导治疗的扫描参数设置、具体工作流程、靶区勾画应用、由磁共振影像生成类CT用于放疗计划剂量计算的方法以及磁共振图像的质量保证/质量控制检测与定量测量等实际应用问题；同时，该书还对磁共振影像相关的人工智能技术发展和预后预测模型建立与应用的研究现状与发展前景进行了具体的介绍和讨论。

　　全书内容翔实、资料丰富、观点新颖，是广大放射治疗临床与科研工作者不可多得的一本优秀参考书。细读这本书，不仅能够帮助明了和解开磁共振影像在引导放疗应用的许多疑问和困惑，还能为肿瘤放疗领域今后的研究发展方向带来更多的创新理念。良书一读，茅塞顿开。是以为序。

中山大学肿瘤防治中心放射治疗科副主任、医学物理师、研究员
国家肿瘤诊疗质控中心放射治疗专家委员会副主任
邓小武

前　言

恶性肿瘤性疾病是21世纪人类面对的主要致死性疾病，放射治疗是肿瘤治疗的传统方法，有70%的恶性肿瘤治疗过程需要放疗的参与，约有40%可以通过放射治疗来根治。近年来，随着精准医疗、精准放疗理念的提出，放射治疗要求会越来越高。

精准放疗离不开精准的影像引导，传统的放射治疗大部分采用CT引导。随着磁共振技术的不断发展及其在放射治疗中的价值越来越多地得到肿瘤科医师的认识，越来越多的医院都开始采用磁共振进行放疗的引导，甚至磁共振加速器一体机也出现并用于临床。

近几年，磁共振在放射肿瘤领域的应用越来越广泛，除了治疗前的模拟定位，磁共振的各种功能成像还为治疗过程中疗效评估及毒性预测提供了重要价值。目前国内排名前十的大部分肿瘤专科医院都有专用的磁共振模拟定位机，还有很多医院采用共用的磁共振系统进行放疗模拟定位。粗略统计，国内放疗科使用磁共振进行模拟定位的医院已达40多家。而与其形成鲜明对比的是，目前却没有一本能够系统的、完整的介绍磁共振引导放射治疗的书籍。虽然很多医师认识到了磁共振对于放疗的重要价值，但是大多数医院还是采用CT引导放疗，这种情况与磁共振复杂的成像原理及磁共振教育推广有很大的关系。

基于这一点，经过两年多的准备，我们完成了这本《磁共振引导放射治疗原理及临床应用》，希望本书的出版能够对从事放射治疗的技术人员、物理师及肿瘤科医师有所帮助，特别是那些准备引进磁共振或者准备开展磁共振引导放射治疗项目的单位及医院。

1

本书在撰写的过程中得到了国内很多专家的帮助及指正。在此特别感谢于金明院士、戴建荣教授、邓小武教授对于本书的认可和支持。同时也非常感谢中国协和医科大学出版社的大力支持。考虑到专业严谨性及出版术语的规范性，我们对书中部分专业名词做了一些说明及增补，如"diffusion weighted imaging"，本书中采用"弥散（扩散）加权成像"此术语。

　　由于磁共振和放射治疗是两个不同类型的学科，涉及太多的交叉知识，难免挂一漏万，在此诚心恳请各位读者、专家、学界同道多提宝贵意见。

李　懋　王冀洪

2020.9.23

术语及缩写

略语	英文全称	中文全称
3D-CRT	three dimensional conformal radiotherapy	三维适形放疗
AAPM	The American Association of Physicists in Medicine	美国医学物理师协会
ACR	American College of Radiology	美国放射学会
ADC	apparent diffusion coefficient	表观弥散系数
AI	artificial intelligence	人口智能
APT	amide proton transfer	氨基质子转移
ARPC	American Radiation Physics Committee	美国放射物理委员会
ART	adaptive radiotherapy	自适应放射治疗
ASL	arterial spin labeling	动脉自旋标记
BEV	beam eyes view	射束方向观
BOLD	blood oxygen level dependent	血氧水平依赖功能成像
CBCT	cone Beam computed tomography	锥形束CT
CEST	chemical exchange saturation transfer	化学交换饱和转移
CNR	contrast-to-noise ratio	对比度噪声比
CS	compressed sensing	压缩感知
CSI	chemical shift imaging	化学位移图
CT	computed tomography	计算机断层成像
CTV	clinical target volume	临床靶区
DCE	dynamic contrast enhanced	动态对比增加
DICOM	digital imaging and communications in medicine	医学数字成像和通信
DRR	digitally reconstructed radiographs	数字重建影像
DSC	dynamic susceptibility contrast	动态磁敏感对比
DSV	diameter of spherical volume	球面直径

续 表

略语	英文全称	中文全称
DTI	diffusion tensor imaging	弥散张量成像
DWI	diffusion weighted imaging	弥散/扩散加权成像
ELPS	external laser positioning system	外置激光定位系统
EPI	echo planar imaging	平面回波成像
FA	fractional anisotropy	各向异性分数
FDA	Food Drug Administrarion	美国食品药品管理局
FFE	fast field echo	快速梯度回波
FLAIR	fluid attenuated inversion recovery	液体衰减反转恢复
fMRI	functional magnetic resonance imaging	磁共振功能成像
FOV	field of view	视野
FS	fat suppression	脂肪抑制
FSE	fast spin echo	快速自旋回波
GTV	gross tumor volume	大体肿瘤区
GRE	gradient recalled echo	梯度回波序列
IEEE	Institute of Electrical and Electronics Engineers	电气与电子工程师协会
IGRT	image guided radiotherapy	影像引导下的放射治疗
IMAT	intensity-modulated arc therapy	旋转调强放疗
IMRT	Intensity-modulated radiation therapy	调强适形放射治疗
IR	inversion recovery	反转恢复
ISM	International Society for Magnetic Resonance in Medicine	国际医学磁共振学会
ITV	internal target volume	内靶区
MLC	multi-leaf collimators	多叶光栅
MRA	magnetic resonance angiography	磁共振血管成像
MRE	magnetic resonance elastography	磁共振弹性成像
MRgRT	magnetic resonance guided radiation therapy	磁共振引导放疗
MRI	magnetic resonance imaging	磁共振成像
MR-Linac	magnetic resonance -linac	磁共振直线加速器一体机
MRS	magnetic resonance spectroscopy	磁共振波谱
MR-sim	magnetic resonance simulator	磁共振模拟定位
NEMA	national electrial manufacturers association	美国电气制造商协会

续　表

略语	英文全称	中文全称
NMR	nuclear magnetic resonance	核磁共振
OAR	organ at risk	危及器官
PDWI	proton density weighted imaging	质子密度加权成像
PET	positron emission computed tomography	正电子发射计算机断层成像
PIQT	periodic image quality test	定期图像质量检验
PPD	patient positioning device	患者体位固定装置
ppm	parts per million	百万分之一
PTV	planning target volume	计划靶区
PWI	perfusion weighted imaging	灌注加权成像
QA	quality assurance	质量保证
QC	quality control	质控
QIBA	Quantitavie Imaging Biomarkers Alliance	定量成像生物标志物联盟
RF	radio frequency	射频脉冲
RSNA	Radiological Society of North America	北美放射学会
ROI	region of interest	感兴趣区
RVR	remaining volume at risk	剩余危及区域
SAR	specific absorption rate	特殊吸收率
SBRT	stereotactic body radiation therapy	体部立体定向放射治疗
SE	spin echo	自旋回波
SED	specific energy dose	特定能量剂量
Sim	simulator	模拟定位机
SNR	signal to noise ratio	信噪比
SRS	stereotactic radiosurgery	立体定向放射外科
SRT	stereotactic radiation therapy	立体定向放射治疗
STIR	short Tau inversion recovery	短反转时间反转恢复
SWI	susceptibility weighted imaging	磁敏感加权成像
T1WI	T1-weighted imaging	T1加权像
T2WI	T2-weighted imaging	T2加权像
TE	time of echo	回波时间
TPS	treatment planning system	治疗计划系统

续 表

略语	英文全称	中文全称
TR	time of repetition	重复时间
TV	treated volume	治疗区
VMAT	volumetric modulated arc therapy	容积旋转调强放疗
WBRT	whole brain radiation therapy	全脑放疗
WL	window level	窗位
WW	window width	窗宽

目　录

第一章

磁共振成像基本原理及引导放疗概述

第一节　磁共振成像的基本原理

磁共振成像（magnetic resonance imaging，MRI）是一种医学影像的成像技术，该技术的物理基础则是核磁共振（nuclear magnetic resonance，NMR）现象。

要掌握及应用好磁共振成像这门技术，首先得理解磁共振成像的基本原理。磁共振成像涉及多个跨学科领域，原理相对计算机断层成像（computed tomography，CT）来说更为复杂。类似于X线成像需要有几个基本条件，磁共振成像也需要满足一些基本条件才行。这些条件包括硬件条件及技术条件。

硬件条件包括：①有核（磁性原子核）；②有磁（外加磁场）；③有射频（能量来源）。

技术条件则是：①拉莫尔方程：$\omega_0 = \gamma \times B_0$；②$\omega_1 = \omega_0$。

同时满足了硬件条件和技术条件，才能进行磁共振成像。为了简明扼要地介绍，可以把整个磁共振成像的过程分为3个部分：磁共振信号的激发、磁共振信号的采集以及图像重建。其中比较重要的是磁共振信号的激发，这个过程也就突出了磁共振成像的物理原理。

一、磁性原子核

磁共振成像的一个最重要基础就是原子核，由于1979年美国宾夕法尼亚州三里岛核事故和1986年切尔诺贝利核事故等影响，老百姓谈"核"色变，所以将核磁共振技术的"核"（nuclear）有意淡化，核磁共振成像统称为磁共振成像。

原子（atom）曾被认为是最小的、不可再分的基本单位。原子由中心的原子核（nucleus）和位于其周围沿轨道运动的电子（electron）组成。而原子核又是由核内的质子（proton）和中子（neutron）构成（图1-1）。质子与中子的质量大致相同，一般将其统称为核子。原子核体积非常小，但是质量却很大。其质量大约是核外电子的3680倍。原子核中质子带正电荷，中子则不带电荷，核外运动的电子带负电荷。

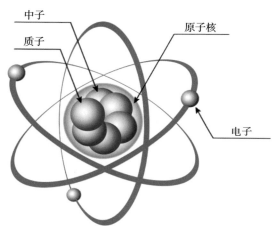

图1-1　原子的结构

如同地球自转一样，原子核也会做类似的运动，这种运动叫做自旋（spin）。由于中子不带电，而质子带电，所以这种带电的运动会产生一个磁场。但是并不是所有的原子核自旋都可以产生磁场，原子核的自旋情况由自旋量子数来决定。只有自旋量子数不为0的原子核才能自旋，产生磁场，这种原子核称为磁性原子核。而原子核的自旋量子数又取决于原子核的质子数和中子数。简单来讲，就是一个原子核只要质子数和中子数不同时为偶数，则该原子核就是磁性原子核。

磁性原子核就能够进行磁共振成像，满足这个条件的自然界中的原子核非常多。医疗中，用于人体成像的原子核主要是氢原子核^{1}H，由于它的中子数为0，我们又把它叫做氢质子，简称质子。为什么选择氢质子来进行磁共振成像呢？主要因为以下几点：①氢质子在自然界中相对丰度高；②氢质子的相对磁化率高，可以引发非常显著的共振现象；③人体组织中，水和脂肪的含量高，而这两种组织都含有氢质子。

所以，人体内磁共振信号的主要来源是水（H_2O）和脂肪组织（$-CH_3$和$-CH_2$）。

二、外加磁场

我们人体内这么多氢质子自旋都会产生磁场，但是为什么人体却没有表现出很大的磁场或者磁效应呢？这是因为在没有外部磁场的情况下，每个氢质子自旋产生的磁场方向是不同的，这些杂乱无章的小磁场相互抵消，反映在宏观上面就是人体并没有一个明显的磁化矢量（图1-2）。

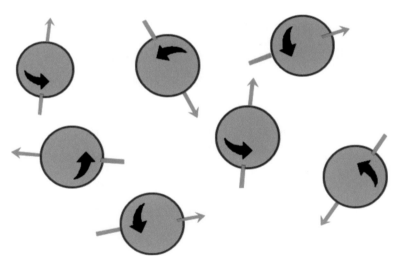

图1-2　无磁场环境下人体内部氢质子自旋情况

如果需要使得人体内的氢质子产生一个宏观磁场，就必须借助于外加磁场。当给予一个稳定的外加磁场，则人体内的氢质子在这个磁场环境中的排列方式就会遵循一定的规律。其中，低能级的氢质子其产生的磁场方向和外加磁场方向相同，这种状态又叫做spin-up；而高能级的氢质子其产生的磁场方向则和外加磁场方向相反，这种状态叫做spin-down。根据玻尔兹曼统计

（Boltzmann distribution），低能级氢质子数目要比高能级氢质子数目略微多一点点（图1-3）。

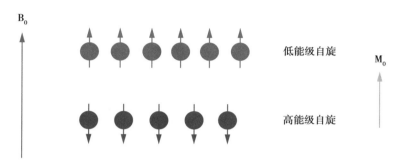

图1-3　在外加磁场B_0中，氢质子发生有序排布，产生一个净磁化矢量M_0

如图1-3所示，在外加磁场环境中，氢质子发生有序排布，低能级的质子（spin-up）比高能级的质子（spin-down）数目多一点点，所以可以产生一个宏观净磁场M_0，并且它的方向和外加磁场B_0方向是一致的。

在外加磁场中，氢质子一方面会进行自旋，另一方面会受外加磁场的影响围绕着外加磁场方向进行旋转，这种综合运动又被称为质子的进动（precession）。氢质子在外加磁场中的进动频率满足拉莫尔（Lamor）频率方程，即：$\omega_0 = \gamma \times B_0$。

上面的公式中，ω_0表示氢质子的进动频率；γ代表旋磁比，对于同一个磁性原子核来说，该值是一个常数。氢质子的旋磁比γ为42.577MHz/T，MHz表示兆赫兹。B_0则是外加磁场的场强大小，比如我们临床常用的1.5T或者3.0T。可以发现氢质子的进动频率是和外加磁场大小B_0呈正比的：1.5T磁场中，氢质子的进动频率等于42.577MHz/T×1.5T≈63.87MHz；3.0T磁场中，氢质子的进动频率等于42.577MHz/T×3.0T≈127.74MHz。可以发现这个频率范围和我们收音机的频率范围是很接近的。

三、激发和共振

人体在外加磁场中可以产生一个宏观的净磁化矢量，然而这个磁场太微弱，并且和外加磁场的方向是一致的。这就导致我们不能直接去探测这个微小的宏观磁场。如果能够让这个宏观磁场偏转方向则可以对这个磁场进行探测。

如果发射一个射频脉冲（radio frequency，RF），且该射频脉冲的频率等于位于 B_0 磁场环境中的氢质子进动频率（即拉莫尔频率），则氢质子能够吸收能量，产生能量跃迁，该现象就叫做磁共振。通过磁共振系统里的射频线圈发射满足拉莫尔频率的脉冲使得人体内的氢质子产生共振，吸收能量进行跃迁，从而改变宏观磁化矢量方向，这个过程就叫做激发。

要使氢质子吸收能量，关键的因素在于射频脉冲的频率需要等于氢质子的进动频率。假设射频脉冲的频率为 ω_1，氢质子的进动频率用 ω_0 来表示，产生磁共振的技术条件就是：$\omega_1 = \omega_0$。

射频脉冲本身就是一个电磁波，满足波的特性，其传播的过程中会产生一个磁场，我们把这个磁场叫做射频场，用 B_1 表示。而外加磁场是稳定不变的，又叫做静磁场，以 B_0 来表示。

CT 及 X 线成像需要 X 射线穿透人体，而磁共振成像则需要射频脉冲激发人体氢质子产生共振。由于射频脉冲的频率一般是在 8.5MHz（42.577MHz/T × 0.2T）～ 127.7MHz（42.577MHz/T×3.0T）之间（对应于 0.2 ～ 3.0T 场强的磁共振）。在这个频率范围内是不会产生电离辐射的，所以磁共振是一种相对安全和无创的扫描方式。

射频脉冲的能量越大、持续的时间越长，则人体中氢质子吸收的能量越多，宏观磁化矢量方向偏移 B_0 的方向越大。常用翻转角（flip angle）来表示射频脉冲的作用效果，它是指射频脉冲作用后宏观磁化矢量和 B_0 方向的夹角。临床中最常用的是 90° 射频脉冲，它表示能够使得宏观磁化矢量刚好翻转到水平方向，其水平方向分量这个时候是最大的，等于 M_0，产生的磁共振信号也是最大的。

激发后，就把人体内的宏观磁化矢量偏转到水平方向，也就产生了磁共振信号，下面的一步就是采集信号及图像重建了。

四、弛豫

射频脉冲激发人体的氢质子产生共振以后，氢质子吸收能量，部分低能级的氢质子跃迁到高能级。当射频脉冲关闭后，高能级的氢质子会对外释放能量，从不稳定的高能级状态返回到稳定的低能级稳态，这个过程就叫做弛豫（relaxation）。简单来说，弛豫就是自旋质子由激发状态恢复到平衡态（也就是稳态）的过程。

弛豫是磁共振图像产生对比的主要原因之一，在宏观磁化矢量恢复到平衡状态的过程中，我们又可以把这个弛豫过程分成相对独立的两个过程：纵向弛豫（longitudinal relaxation）和横向弛豫（transverse relaxation）。

纵向弛豫代表宏观磁化矢量逐渐恢复到纵向（也就是 M_0）的过程，用 T1 来表示。人体中不同组织的纵向弛豫是不同的，定量的表示 T1 采用纵向弛豫时间 T1 值，它的定义是纵向磁化矢量恢复到最初的 63% 所需要的时间，单位一般是毫秒（ms）。

纵向弛豫反映的是一个恢复状态，纵向弛豫时间 T1 值越短，代表纵向磁化矢量恢复得越快。不同组织的 T1 值是不同的，主要取决于组织的结构、温度及外加磁场强度。所以，如果在温度和外加主磁场相同的情况下，T1 值是组织的一个特征性参数。T1 值越短，组织的纵向弛豫越快，恢复的纵向磁化矢量越大；T1 值越长，组织的纵向弛豫越慢，恢复的纵向磁化矢量越小。

横向弛豫代表水平方向上磁化矢量逐渐衰减的过程，用 T2 来表示。同 T1 一样，人体中不同组织的横向弛豫也是不同的，采用 T2 值来定量的表示横向弛豫时间，它的定义是横向磁化矢量衰减到剩余 37% 所需要的时间，单位一般是毫秒（ms）。

横向弛豫反映的是一个衰减状态，横向弛豫时间 T2 值越短，代表横向磁化矢量衰减得越快，水平方向剩余的磁化矢量就越小，线圈探测到的磁共振信号越低；反之亦然。不同组织的 T2 值是不同的，T2 值主要取决于组织的结构，是组织的一个特征性参数。一般固体物质及大分子组织的 T2 值比较短，液体（特别是纯水）的 T2 值比较长。外加主磁场强度大小对 T2 值的影响不大，随着磁场升高，部分组织的 T2 值可能会略有下降。

最后得到的磁共振信号强度大小和组织的 T1、T2 值，扫描参数都有关。

通过不同对比度的磁共振图像，可以反映组织的不同特性，为解读图像提供理论依据。

五、信号采集与图像重建

通过施加和质子进动频率相同频率的射频脉冲，可以产生磁共振现象，从而改变人体宏观磁化矢量方向，达到激发的目的。由于宏观磁化矢量和主磁场方向不同，这时就可以通过接收线圈探测人体的磁共振信号。

接收磁共振信号的硬件又被称为磁共振线圈，其实就类似于天线。不同磁场强度切割线圈产生不同的感应电流，我们接收到的磁共振信号其实是一组电信号。

在进行磁共振信号采集前，系统还会对磁共振信号进行空间编码，否则只能得到一个频率的信号，无法进行图像重建。要得到临床可以使用的影像信息，我们需要把磁共振信号重建为一层一层的断层图像，并且每一层图像中各个像素中的空间位置要和实际的人体解剖结构一一对应。梯度系统主要的作用就是对信号进行空间编码来达到空间定位的目的。

完成了磁共振信号的空间定位和采集之后，最后经过图像重建就可以得到临床所需的磁共振影像。磁共振信号被系统采集，经过数字转换后成为数字信息被存储在一个临时的空间，这个空间就是K空间（K space）。当带有空间定位编码信息的MR信号原始数据填充完K空间，再对K空间的数据进行傅里叶变换，就得到了MR图像数据，即重建出MR图像（图1-4）。

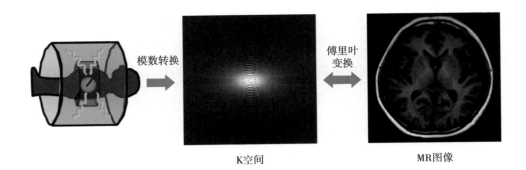

K空间　　　　　　　　　　　MR图像

图1-4　MRI成像过程

第二节 磁共振引导放射治疗介绍

一个世纪之前，X射线影像就被放疗医师用于肿瘤靶区的勾画和定位了。20世纪40年代，淋巴造影术和超声分别用于中枢神经系统和各种肿瘤治疗计划的制定。1971年CT的问世使得医学影像学得到了飞速的发展，很快放疗医师就发现了CT在放疗中的价值，CT影像也开始应用于放射治疗。时至今日，CT已然成为影像引导放射治疗的主流技术，各种新技术也层出不穷。80年代，医用磁共振扫描仪的发明，使得医学影像成像研究成进入了一个新高度，很快磁共振成像用于放射治疗计划的价值得到了肿瘤放疗从业人员的认可。如今磁共振影像已被广泛应用于各部位肿瘤的治疗计划中，特别是鼻咽和中枢神经系统以及前列腺和盆腔的肿瘤放疗中。

一、MRI引导与CT引导放射治疗的不同

以往，很多大型肿瘤医院都是采用CT来引导放射治疗，原因有几点：①CT扫描速度快；②CT得到的图像是基于电子密度X线衰减，可以方便直接计算剂量；③CT图像没有空间偏曲；④CT原理和X线相同，可以采用CT图像生成数字重建影像（digitally reconstructed radiographys，DRR）和计划系统的DRR图像进行比较，进行复位。

但是，随着精准医疗的发展，用CT来做模拟定位扫描，仍达不到精准放疗的目的。而磁共振成像，可以提供极佳的软组织对比，从而实现对肿瘤的精确定位、病变区域与周围组织关系的精细显示以及病变区域的精准勾画。特别是在中枢神经系统方面，MRI较CT对脑内异常的检测及显示更加灵敏。这种优势用于头部扫描非常明显，这是因为CT扫描在颅后区因射线硬化可能产生伪影。另外，CT对于低级别胶质瘤常常难以区分肿瘤靶区的边界及水肿。

和CT扫描不同，MRI扫描的特点主要是：①MRI扫描无电离辐射；②MR影像具备超高的软组织对比度及良好的空间分辨率，对病灶及周围结构显示

更为清晰，有助于对靶区进行精准的勾画，从而有效地提高放疗计划的精确度，避免正常组织的放疗损伤；③多参数、多对比度的MRI图像，提供多种功能影像信息；④可以进行任意断层的成像，而CT扫描只能在横断位方向及正负角度15°以内进行成像；⑤可将诸如弥散、灌注、波谱等磁共振功能成像的信息整合到放疗计划中，并在放疗全程中从解剖、功能、代谢等方面进行疗效评估，及时调整及优化放疗计划，以期获得更佳的治疗效果；⑥常规解剖的MRI图像不能用于直接定量及比较，MRI图像反映的是像素的信号强度，而这个值受多种因素影响，不能用于不同图像之间的比较；⑦MRI可能存在空间变形，特别是在远离等中心的位置及有影响磁场均匀度物体的周边，比如金属植入物周围；⑧MRI扫描时间一般相对比较长，根据不同检查部位及序列，扫描时间在1～10分钟不等；⑨MRI不仅可以得到反映解剖信息的灰度图像，还可以获得反映代谢物信息的谱线图表，即磁共振波谱（magnetic resonance spectroscopy，MRS）。

表1-1反映了CT和MRI成像的各自特点及异同。

表1-1　CT和MRI各自特点

	CT	MRI
扫描方位	横断位（正负角度＜15°）	任意方位
图像特征	单参数、主要反映密度信息	多参数
定量比较	可以（CT值）	不能
功能成像	灌注、能谱	扩散、MRS、灌注、磁敏感等
电离辐射	有	无

另外，近年来硬件设备的全数字化，借助于强大的计算机实时处理能力，磁共振放疗系统的集成已经做到在放射线出束的同时，进行实时MRI监控肿瘤并在线调整靶区，可以达到真正的磁共振影像引导自适应放疗（MRI-guided adaptive radio therapy，MRIgART），实现肿瘤放射治疗的所见即所治，所治即所见。

MRI引导模拟定位扫描和CT模拟定位扫描在工作流程上有哪些不同之处

9

呢？这主要取决于两种影像设备的成像原理。

磁共振扫描需要使用接收线圈来收集磁共振信号，而CT扫描并不需要，所以在扫描摆位上磁共振还需要考虑线圈的放置。

大部分CT设备可以在不同的水平高度进床开始扫描。而磁共振成像在摆位的时候可以上下升降调整水平高度，一旦需要扫描成像，则床体必须固定在一个高度位置，然后移动床体到磁体等中心进行扫描。这样就需要在进行摆位和激光灯对准的时候注意，可以先对准上下方向，然后升高扫描床到扫描高度，再对准左右和头足方向。

二、磁共振用于放射治疗的优势

如今的放射治疗趋势正在朝着小分割大剂量、精准治疗的方向发展，所以无论是治疗前的放疗计划还是治疗过程中都需要精准的影像引导。正电子发射计算机断层成像（positron emission computed tomography，PET）和MRI的使用在放疗中越来越重要，25%～30%的放射治疗计划涉及MRI，并且这个比例还在迅速上升。

在过去的十余年中，MRI在神经系统的优势使得其在立体定向放射治疗（stereotactic radiation therapy，SRT）及立体定向放射外科（stereotactic radiosurgery，SRS）中的应用非常成熟。然而，磁共振模拟定位在其他部位、其他疾病的广泛应用还是相对比较新的。和目前模拟定位的"金标准"CT相比，MRI引导放射治疗主要有以下几点优势：①MRI精细及多变的软组织对比度可以提高肿瘤靶区和周围危及器官（organ at risk，OAR）的勾画精度；②MRI没有电离辐射，因此患者可以在放疗前、放疗中及放疗后进行多次扫描，使得肿瘤科医师可以在治疗前精准地进行放疗计划的确认、治疗中评估疗效反应以及放疗后的随访；③MRI有许多功能成像序列和定量技术，可以定量评估肿瘤组织及其周围组织的生物学特性，以评估治疗期间肿瘤组织的反应及预测毒副作用。

磁共振成像极具灵活性，调整扫描参数可以得到不同对比度图像，并且拥有超高软组织对比度，在放射治疗领域有巨大的应用前景。例如，在无须使用对比剂的情况下，磁共振影像就能分辨出肝内肿瘤。另外，磁共振影像可以极大地提高多种肿瘤病灶（前列腺、大脑、鼻咽等）的靶区勾画精度，特别是针对一些特殊组织结构，如臂丛和腮腺。

和CT模拟定位比较，MRI模拟定位最明显的优势体现在头颈部疾病，特别是头颈部肿瘤患者，采用磁共振模拟定位能够获得最大的收益。除了头颈部，盆腔由于结构复杂，也特别适合进行磁共振扫描，如图1-5所示，左边是采用CT模拟定位扫描，大部分解剖结构分辨比较困难，在CT图像中无法区分前列腺组织的分带；右边采用MRI模拟定位扫描，组织解剖结构清晰，在常规的T2WI上，就可以清晰地区分前列腺的外周带及中央带，靶区勾画也十分容易。

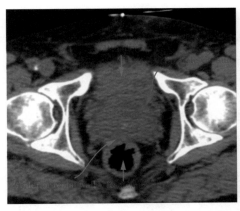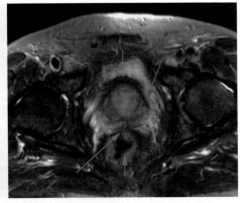

图1-5 图像多参数多对比度特点

注：左边CT图像，右边MR图像，右边图像组织对比度明显优于左边。

多参数成像特点也非常利于进行组织区分，图1-6所示为一组MR图像，从左到右分别是平扫T1WI、增强T1WI、平扫T2WI及T2 FLAIR。可以发现在不同对比度图像中，正常组织、病灶及周围水肿表现各不相同，但是通过不同的序列能够充分地反映不同组织之间的对比及边界轮廓。

丰富的功能成像也是MRI的另一个特点，这些功能成像可以从各种维度去反映组织内部的变化。

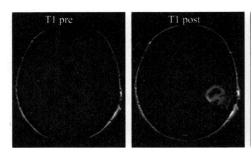
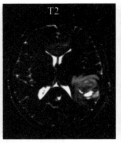
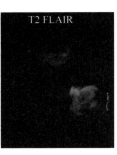

图1-6　MR图像多参数多对比度特点

图1-7是一例肺癌患者的DWI图像，图中清晰地显示肿瘤内部特征随着治疗过程发生的变化：第一排的T2WI解剖图像，反映随着治疗的进展，肿瘤病灶的体积有所缩小；第二排及第三排的功能磁共振成像DWI及表观扩散系数（apparent diffusion coefficient，ADC）图反映治疗过程中病灶内信号及ADC值变化，说明肿瘤细胞对治疗有反应并且逐步被"杀死"。磁共振的功能成像技术，如DWI可以用于放疗有效性的疗程评估，根据需要可以进行治疗过程中的方案调整及自适应。MRI模拟定位也展示出了在患者治疗过程中良好的监测及评估疗效反应的潜能。

众所周知，MRI没有电离辐射，因此不会对患者及医务工作人员造成辐射伤害。这样的话，由于不用考虑增加额外的辐射剂量，治疗过程中，如果有必

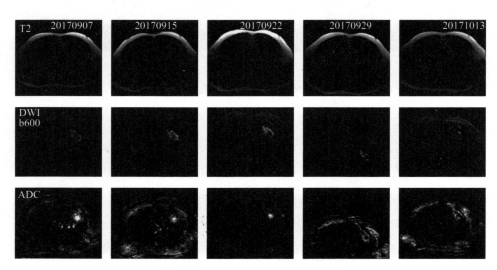

图1-7　MR功能成像评估放疗效果

要可以进行多次MRI模拟扫描。虽然如此，但是还有很多关于MRI安全方面需要注意的事宜，在进行磁共振操作之前必须得完成MRI安全培训。关于磁共振安全方面的细节会在下一章详细阐述。

三、磁共振用于放射治疗的挑战

目前，大部分医院的放疗科都是和放射科共用磁共振设备，使用频率并不高。MRI诊断及放疗定位的混合使用会导致一些问题，这是因为进行放疗模拟扫描的时候会采用患者的治疗体位（也就是患者躺在加速器治疗时候的体位，此时为了固定患者减少其在治疗过程中的移动会使用很多体位固定装置）。这种摆位方式和传统的诊断磁共振摆位方式有所不同，并且可能并不适用传统的为诊断目的设计的磁共振线圈。采用患者治疗体位扫描的前提是需要新的为模拟定位扫描设计的磁共振线圈或者线圈固定装置，并且有相应的放疗专用序列，完成扫描后图像能够传输到治疗计划系统（treatment plan ning system，TPS）。例如，有些TPS只接受3D容积扫描的图像。要将磁共振模拟定位扫描与当前放射治疗工作流程无缝连接，需要细致的规划设计并且对MRI系统进行必要的优化。

磁共振用于放射治疗模拟扫描也是近几年才逐渐开始的，大部分医院还是采用CT引导放疗。主要的问题除了没有意识到磁共振对于放疗的价值，还在于目前仍然存在一些急需解决的问题及使用过程中的挑战，主要包括以下几个方面。

1. MRI图像不能用于剂量计算　这是目前磁共振引导放疗中最主要的难点及挑战。传统的CT引导放疗，CT图像除了用于靶区及危及器官的勾画，还可以进行剂量计算。而MRI图像不能直接得到CT值或者电子密度信息，所以不能用于剂量计算。要进行剂量计算，还需要再进行CT扫描，然后将MRI图像和CT图像融合，这就使得磁共振引导放疗流程复杂化。

为了解决这个问题，很多厂家及科研机构都在研发合成CT图像（synthetic CT，sCT）的技术。不过目前这些技术可以解决一些部位的扫描，但是还不能用于全身，并且sCT图像和真实CT图像的一致性还有待进一步验证。直接用磁共振扫描合成CT图像进行剂量计算治疗患者还需要考虑安全性及伦理方面的问题。

2. 磁共振扫描时间相对比较长　传统的CT模拟定位成像时间短，甚至可以进行4D扫描，这样有利于实现运动管理。而MRI扫描时间相对较长，如果采用多个序列再进行功能成像则整个模拟定位扫描时间可达30～60分钟。这对于一些身体情况不太好的患者是难以耐受的。所以，发展快速成像序列也是非常关键的。

随着新的磁共振加速技术的出现，如压缩感知（compressed sensing，CS）等，模拟定位扫描时间得以大大缩短。另外就是在线的磁共振直线加速器一体机（magnetic resonance-Linac，MR-Linac，MR-Linac）也能够实现快速扫描后直接实施治疗的目的，这给治疗过程中监控靶区运动带来了可能。

3. 快捷、标准化的质控扫描程序及专用的体模　质控（quality control，QC）是放射治疗质量保证非常重要的一环，尽管本文后面详细讨论了关于质控的操作流程及工作，但是目前还没有一个关于质控扫描协议或体模（phantom）的统一共识或者标准化指南。传统的质控扫描流程相对来说比较耗时，并且需要人为地对图像进行分析，不能快捷、方便地实现一键式质控结果。整个行业的标准化扫描协议和体模的发展离不开与学术性的医疗中心及厂家的合作。理想情况下，设备厂家能够在治疗当天提供快速的分析来评估MRI的性能表现，不需要进行复杂的设置就能完成设备性能的检测是当前的需求。这就需要在不影响日常工作流程的情况下，对MRI模拟定位系统的性能进行快捷评估的程序及工具。

有些厂家已经在其专用的磁共振模拟定位系统中设计了专用的质控扫描程序及自动分析功能，这样能够使得磁共振模拟定位的质控标准化、常规化，节省了物理师的宝贵时间，并且得到的结果一致性更高，更有利于进行对比。

4. 改进技术方法以减少磁共振固有的形变问题　如前所述，在磁共振成像容积内引入金属材料可能会导致图像产生伪影，这是由于金属材料会影响周围磁场，导致局部磁场不均匀，加大磁敏感差异以及感生出大量的涡流，比如头颅SRS治疗中的使用的伽马刀（gamma knife）头架就会造成这种问题。目前，由于无法解决这种问题，金属导致的伪影效应只能被忽略掉。金属伪影在CT和MRI上表现是不同的，对图像的影响程度也不同。金属导致的伪影除了引起MRI图像的对比度、灰度改变，还会导致图像形变、扭曲，产生严重的几何失真（图1-8）。对于头颈部扫描，如果患者有义齿，则无论义齿材料是否为金属，都可能产生比较大的伪影和图像变形。

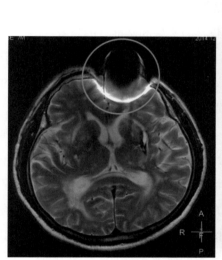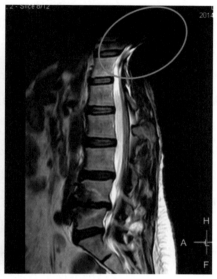

图1-8　MRI图像中的金属伪影

　　图1-8所示为典型的MRI图像中的金属伪影，左图所示头颅有金属弹片导致的伪影，图像局部失真，信号紊乱；右图为进行腰椎检查，患者穿的内衣上面的内衣扣含有金属材料导致图像明显扭曲。这种伪影不仅导致局部图像信号发现变化，而且还会造成图像变形、扭曲，使得磁共振图像无法用于放疗计划。

　　对于用户来说，最需要的就是一些高级的对磁场均匀度及磁敏感差异不敏感的序列。这些序列可以对涡流进行补偿并且可以纠正局部磁场的不均匀性，因此得到的图像不容易产生形变。对于金属伪影，目前也有很多厂家有专门的去除金属伪影或者纠正金属伪影的序列。这些序列能够保证在金属存在的情况下，尽量减少图像的形变及扭曲，但是这些序列主要用于放射诊断，放疗模拟定位使用得还比较少。

5. 优化磁共振硬件系统以满足放疗模拟定位需求　从医用磁共振发展至今，目前大部分磁共振扫描仪是为了医学诊断而设计的，专用于放射治疗模拟定位的磁共振设备比较少。严格来说，在硬件方面，尤其是射频线圈，在现有的磁共振系统设计下，往往不足以产生高质量的磁共振图像以满足放射肿瘤的需要。举个例子：MRI模拟定位进行颅内SRS的扫描时一般会采用一种发射－接收线圈（transmit-receive coil），这种线圈又叫做鸟笼线圈，主要是因为这个线圈的容积空间大，能够容纳带了伽马刀头架和基准盒的患者。尽管这个线圈在有效成像容积内提供了一个非常好的射频均匀性（B_1场），但是这个线圈基于的是相对比较旧的技术（放射诊断早已经不用这种线圈进行头颅的扫描），并且不能兼容大部分目前磁共振先进的成像技术，如并行采集技术，因为这个线圈只是由单个射频线圈单元或者通道组成的。此外，这种线圈和现代最新的多通道只接受信号的线圈相比得到的图像信噪比（signal to noise ratio，SNR）会更低。因此，需要专门为放射治疗应用设计和优化磁共振硬件系统。

当前的磁共振系统另一个比较明显的缺陷就是在机械精度方面，患者检查床的稳定性及耐受性要远远低于CT模拟机的扫描床。CT模拟机目前都采用专门的放疗床，在机械精度方面也有非常严格的要求。而大部分放射放疗共用的MRI系统，如经常看到的，如果进行模拟定位扫描，则是在普通诊断扫描床的基础上额外覆盖了一个放疗专用的带有指数刻度的扫描床，这个额外增加的扫描床如果没有和磁共振系统充分固定的话对于机械精度是不够的。扫描的时候这种床可能会在前后或者左右方向进行轻微的摆动，这与放疗要求的位置一致性是不相符的。支撑患者的放疗扫描床在横向和纵向上会存在几毫米的晃动空间，这样也会影响体位固定的精度。

现在已经有部分厂家设计了专门用于放疗模拟定位的磁共振系统，也就是通常意义上所说的MRI模拟定位机（magnetic resonance imaging simulator，MRI-sim）。这种专用于放疗目的的MRI系统因其良好的硬件，可以满足放疗对精度的要求，并且专门设计的扫描床板可以很好地配合体位固定装置。

对于目前大部分非肿瘤专科医院，并不是每个患者都必须要进行磁共振模拟定位扫描。此时一台专用的MRI模拟定位机则不能充分发挥设备的最大利用率，导致空置率较高。目前比较好的解决方案是，放疗放射两用型MRI系统，在进行模拟定位扫描的时候，切换专用的扫描床及放疗应用程序；进行普通诊断扫描的时候，又可以转换为常规的MRI系统。这样可以大大提高设备的利用率，同时满足放射诊断及放射治疗目的。

6. 用于患者个性化疗效评估的MRI生物标志物及技术　如果仅将磁共振用于放疗模拟定位，则并没有充分利用好磁共振成像丰富的影像学信息，这也是目前大部分医师还没有意识到磁共振对放疗的巨大价值的原因。要拓宽磁共振在放疗中的应用，就应该强调其功能应用场景。

在放射肿瘤学中，磁共振成像至少有3个方向的主要应用：①为放疗计划而进行的治疗前成像（治疗前-模拟定位扫描）；②治疗过程中评估疗效反应及观察早期毒副作用（治疗过程中-疗效评估及毒性预测）；③治疗后的随访、评估治疗结果以及判断预后情况（治疗后-随访及预后判断）。当前，MRI的扫描序列并没有针对放射肿瘤学方面的应用进行专门的优化。例如，几何精度对于放疗计划来说是至关重要的，但目前的磁共振设备主要还是用于影像诊断目的，所以对于放射科来说一定程度的几何形变是可以接受的。为了获得良好的几何精度，必须同时对磁共振系统的硬件（静磁场B_0场的均匀度和梯度线性度）以及软件（几何形变校正）进行优化。

比放疗前模拟扫描更重要的应用是治疗过程中的疗效评估。和化疗不同的是，患者通常只有一次接受放射治疗的机会（除了局部小体积的病灶）。因此，放射治疗的关键就是确保肿瘤组织接收到了足够的剂量，最大程度杀死肿瘤组织以控制其发展；同时要尽可能减少正常组织接收的放射剂量，降低正常组织的毒副作用。然而，每个患者的肿瘤生物学特性可能有非常大的差异，对于不同患者常规的推荐放射剂量可能不足以控制肿瘤，或者施加的剂量过大造成明显的毒副作用。MRI在以下几个方面可能有研究进展：磁共振功能成像和定量成像技术可以探测磁共振生物标志物，这对于显示放射治疗早期肿瘤反应、预测肿瘤进展以及周围组织毒性效应是非常重要的。这一领域迫切需要对肿瘤反应具有高灵敏度和高特异度的序列或生物标志物，并且可以评估周围正常组织的毒副作用，该领域也是目前磁共振引导放疗下研究的重点。到目前为止，DWI图像反映的早期结果，T1、T2的定量技术（T1 mapping、T2 mapping）已被证实可以用于预测肿瘤进展及毒性反应。但是进一步提高这些技术的灵敏度，以便更好地尽早预测治疗反应是目前的当务之急。

此外，由于放疗过程中患者可能需要重复多次扫描，在扫描过程中基于前一次检查的自动解剖位置对齐匹配也是非常重要的。它能尽可能地减少治疗前、治疗过程中以及治疗后随访扫描的体位不一致性，将这种偏移最小化到理想程度。磁共振软件及硬件方面的改进，诸如以上所说的，如果能达到，则可以使得放射治疗的工作流程更好、更安全，也更快捷，这是磁共振引导放疗一直在不断改进的方面。

7. 基于功能/定量磁共振成像的模型来预测患者预后　随着机器学习，人工智能（artificial intelligence，AI）及大数据分析的快速发展，可以预见在不久的将来，基于功能磁共振成像的生物标志物模型将能够在治疗早期阶段就预测患者的预后情况。在放射治疗的早期阶段进行有策略的定期成像研究以便能够预测患者的反应，并根据患者的个体结构调整治疗方案，这将带来真正意义上的个体化/循证的放射治疗。这也再次对磁共振系统提出了更高的要求。在放射治疗的MRI生物标志物领域，还有大量的基础工作及深入的临床研究需要我们去做，这也是未来个性化放射治疗和早期疗效评估及自适应的关键所在。

第二章

磁共振引导放疗的准备工作

第一节　场地准备

磁共振由于其特殊的磁场环境，对于安装环境及场地都有非常严格的要求及准备工作。安装磁共振设备的机房一般由3个房间组成。

检查室（examination room）：又叫扫描间或磁体间，是MRI扫描仪所在的房间，被检查者在这里完成扫描；

控制室（operator room）：又叫操作间，是MRI技师操作磁共振的房间，一般与检查室相连；

技术室（technical room）：又叫设备间，主要是存放与磁共振相关的各种机柜，具备完整的供电、上下水，并尽可能与检查室相连。

为了尽可能合理地利用有效的场地及保证安全，MR场地从使用功能和安全等级上可以划分为4个不同区域（图2-1）。

不同区域对于进出人员有不同的安全规范要求及限制。使用罗马数字Ⅰ～Ⅳ，对不同的区域进行划分和标识。

区域Ⅰ是所有人员可以自由出入的区域；区域Ⅱ是过渡区域；区域Ⅲ是只有MR工作人员才有权限进入的区域；区域Ⅳ是检查室，也就是MR设备所在的区域。

区域Ⅰ：所有人员都可自由出入的区域。该区域一般处于磁共振区域以外，是受检者、家属及医务人员进出磁场环境的通道。该区域基本上属于公众区域，所有人员在该区域并不受限。

区域Ⅱ：是公众可自由进出的区域Ⅰ与被严格控制进出的区域Ⅲ、Ⅳ之间

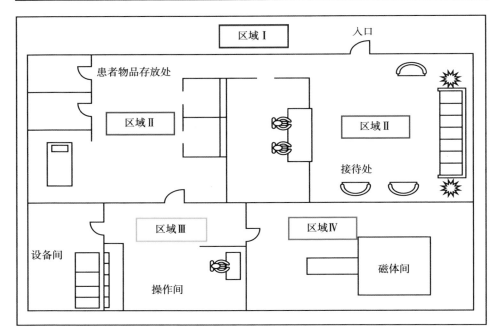

图2-1 MR场地不同区域示意图

的过渡区域。在该区域，MR工作人员负责对受检者进行MR禁忌物筛查，询问病史及其他临床检查结果，为进行MRI检查做好准备。

区域Ⅲ：该区域是只有MR工作人员有权限进入的区域，也叫做MRI设备的操作间（控制室）。应当用门禁或者其他物理方法将区域Ⅲ中的MR工作人员与外部非MR工作人员隔离开来。

区域Ⅳ：MR设备所在的物理空间区域，又叫做检查室或者磁体间。建议在该区域入口设置醒目的红色警示灯，以提示强磁场的存在；同时，还应安装铁磁性物质探测系统，以避免铁磁性物体误入，造成安全隐患。另外，在区域Ⅳ中，应该至少明确标明5高斯线区域。5高斯线以外区域一般认为其磁场可以忽略不计。

由磁体产生的磁场可能超出MRI设备所在区域或建筑物，被称为磁场影响区域。不同设备对于磁场环境的要求是不同的，其磁场影响区域大小也不同，在磁场影响区域以内，某些设备和系统的功能会受到磁场的影响（表2-1）。所以，根据不同设备的磁场影响区域不同，所有相关的设备在安装和系统布局中都应该予以考虑。

表2-1 不同设备的磁场影响区域

最大场强	设备和系统
0.05mT（0.5G）	直线加速器，电子显微镜
0.1mT（1.0G）	相机，PET 扫描架，影像增强器，血液生化分析仪，回旋加速器，CRT 彩色图像显示器，配 CRT 图像显示器的超声仪，带光电倍增管的 X 线 CT 机，带 CRT 显示器的心电图仪
0.2mT（2.0G）	2003 年以后生产的 CT 机
0.5mT（5.0G）	心脏起搏器、神经刺激仪、胰岛素泵，计算机，录音设备
1.0mT（10.0G）	带 LCD 显示器的心电图仪
1.5mT（15.0G）	胶片处理器，心脏记录器
2.5mT（25.0G）	配 LCD 图像显示器的超声仪
3.0mT（30.0G）	LCD 图像显示器
5.0mT（50.0G）	激光成像器
10.0mT（100.0G）	氧浓度检测仪
60.0mT（600.0G）	磁光盘

从表2-1中可以看出，普通的心电监护仪必须放置在扫描间以外，只有磁共振专用监护仪可以带入扫描间。

高斯（Gauss，G）也是磁场强度的单位，1特斯拉（Tesla，T）＝10000G。5G＝0.5mT，一般5高斯线以外的区域被认为是对人体的安全区域，其磁场强度可以忽略不计（图2-2）。

不同场强的磁共振，其5高斯线范围并不相同。3.0T磁共振由于静磁场高于1.5T，所以其5高斯线范围也比1.5T大。一般要求将5高斯线控制在磁体间以内，也就是区域Ⅳ。操作磁共振的技术人员所在的操作间都是在5高斯线范围以外，所以可以认为是安全区域。厂家也会在相应位置标识出5高斯线范围，方便查看。

磁共振的稳定运行，首要条件就是要保证电力、空调、内外水冷系统每天24小时不间断地正常运转。任一条件不满足就可能导致设备问题，比如停电

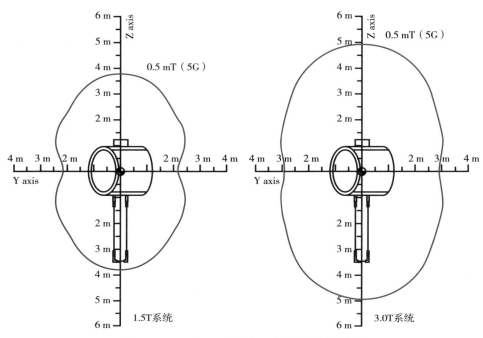

图 2-2　1.5T 和 3.0T 磁共振 5 高斯线范围示意图

或水冷机停工，冷头停止运行会造成液氦不正常挥发，造成损失。为避免此类情况，磁共振技师应在每天上班前和下班离开医院前检查如下几项，如检查室温度是否正常，冷头声音（冷头声响代表冷头正常工作）如有异常，建议及时联系厂家售后服务。

第二节　MRI 安全相关注意事项

一、基本原则

磁共振安全（MR safety）是进行磁共振检查前的重要注意事项。根据 2017 年《中华放射学杂志》发表的《磁共振成像安全管理中国专家共识》，磁共振安全应该遵循以下总则。

（1）所有临床型 MR 设备，包括诊断、科研、模拟定位和介入手术中使用的设备，不论其磁体形式、磁场强度如何，都应该遵守磁共振安全管理的相关规定。

（2）目前我国临床常规使用的MRI设备磁场场强为0.2～3.0T。只有获得中国食品药品监督管理总局批准认证的设备，才能用以对临床受检者开展检查。

（3）建议配置MRI设备的单位酌情配置至少1名MRI医学物理师，职责包括修订及维护MRI安全管理规范，使其适用于现有的场地和受检者检查的要求，同时确保MRI安全管理规定得以严格执行。

（4）MRI场地中发生的任何不良事件或安全隐患，都要在30分钟以内及时上报MR室的负责人和科室主任，并按照要求在规定时间内逐级上报至上级主管部门（如医务科、医疗安全管理委员会等）。

总结一下，磁共振安全是进行磁共振操作及检查过程中必须遵守的，概括一下主要有以下几个基本原则：① 铁磁性物质严禁带入磁体间（扫描间）；②只有满足MR兼容的第三方设备或者装置才能进入扫描间使用；③ 有磁共振检查禁忌证的人是不能进行磁共振扫描的；④ 部分金属植入物存在安全隐患。

所有MR相关工作人员，至少是区域Ⅲ、Ⅳ的工作人员，应该每年接受1次MR安全培训并记录在案。根据受培训程度不同，可将MR工作人员分为两级。

一级MR工作人员（level 1 MR personnel）是指接受过基础安全培训，能够保证个人在强磁场环境中安全工作的人员。主要包括：麻醉相关人员，护士，患者服务相关人员，场地工程师等。

二级MR工作人员（level 2 MR personnel）是指接受过高阶MR安全培训和教育，对MR环境潜在危险及原理有深刻认识的相关工作人员。主要包括：MR操作技师、放射科医师、放疗科医师、医学物理师等。

非MR人员（non-MR personnel）不能通过MR安全检查（如体内有铁磁性植入物）的人员，以及在过去的12个月内没有接受过任何MR安全培训的人员统称为非MR人员。

非MR人员处于区域Ⅲ或区域Ⅳ时，应该由二级MR工作人员陪同。一级MR工作人员可在无二级MR工作人员的陪同下独自进入区域Ⅲ或区域Ⅳ，也可以负责陪同非MR人员进入区域Ⅲ，但不能负责监管非MR人员进入区域Ⅳ。另外建议至少安排1名二级MR工作人员实施MR检查前的安全筛查。

还需要注意的是由于磁共振扫描间和CT扫描间的环境不同，这两者的检查安全规范是不一样的。现在的临床磁共振以及模拟机大部分采用超导型磁共振，也就是励磁以后无论是否扫描，均存在磁场。所以，只要不失超，任何时候磁共振扫描间里都有磁场，在任何情况下进入磁共振扫描间都必须要严格遵守磁共振安全规范。磁场是看不见、摸不着的，在扫描间里越是靠近磁体孔，磁力线密度越大，磁场强度越大（图2-3）。

图2-3显示了MR周围的等磁力线，直观地表示了磁体周围磁场的空间分布情况。在大多数的磁共振场地设计及安装中，必须要考虑这些散射磁场对其他设备及工作人员的影响。

二、材料安全

所有计划带入区域Ⅳ，即MR检查室的金属或含金属的物品都必须进行测试，并粘贴相应的安全指示标识（图2-4）。特别是在使用磁共振进行模拟定位扫描的时候，可能经常会需要带一些第三方的附件或者体位固定材料。

如图2-4所示，根据材料或者设备是否能兼容磁共振，对不同的材料进行安全标记。

MR safe：磁共振安全标识。代表贴上了该标记的材料及附件可以完全带进磁共振检查室并且进行相关检查。该标志一般以一个方形里面显示MR，多采用绿色字体（图2-5）。

MR conditional：有条件的磁共振安全标识。代表贴上了该标记的材料及附件在满足部分条件的情况下可以带进磁共振检查室或者进行使用。该标志一般以三角形里面显示MR，多以黄色颜色填充三角形。

MR unsafe：磁共振不安全标识。代表贴上了该标记的材料及附件不可以带进磁共振检查室或者不能在磁共振环境下使用。该标志一般以一个圆圈加杠显示，多采用醒目的红色字体。谨记：永远不要把贴有该标记的物品带入磁体间。

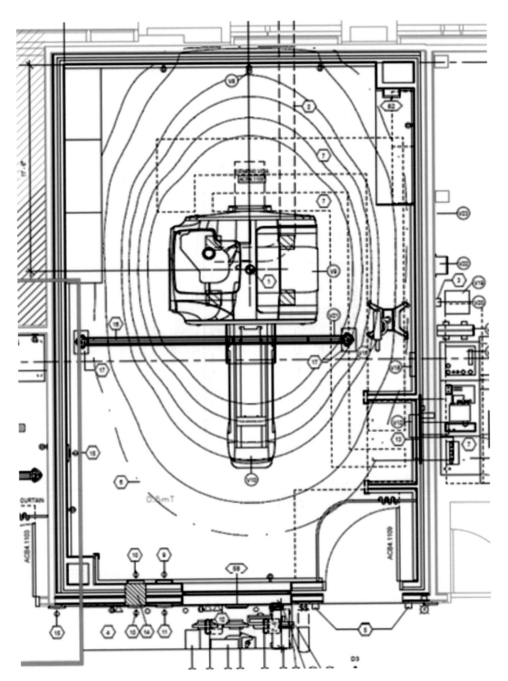

图2-3　磁体间里的磁力线分布图

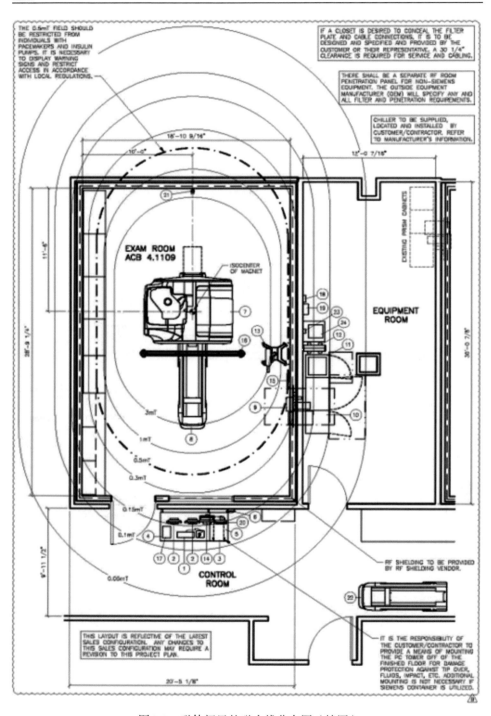

图2-3　磁体间里的磁力线分布图（续图）

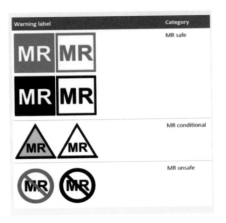

图 2-4　相关磁共振安全标识

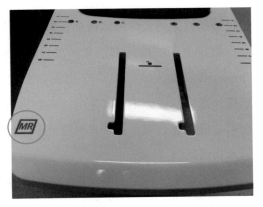

图 2-5　第三方装置、设备及附件上的 MR 安全性标签

所有人员及物品在进入区域Ⅳ之前必须进行 MR 安全筛查，并且只有标记有 MR 安全的材料才能放心地带进磁共振扫描间。

三、磁共振环境下的生物效应及注意事项

虽然磁共振检查没有电离辐射，是一种相对比较安全和无害的检查，但是并不代表磁共振扫描就完全百分之百安全。扫描的过程中可能存在一些不良反应，这些不良反应主要是和磁共振的特殊环境有关。

1. 静磁场的生物学效应及注意事项　主磁体磁共振设备的主要组成部分，其作用是提供一个稳定的静磁场环境。临床用于人体的磁共振扫描仪，静磁场大部分在 0.2 ～ 3.0T，目前临床最常用的超导磁共振静磁场主要是 1.5T 和 3.0T，在这个磁场范围内并没有文献报道对人体有负面影响。

虽然在 0.2 ～ 3.0T 范围内，静磁场对人体的影响非常小，但是还是存在一些生物学效益，主要包括：① 温度效益：由于人体的体温调节中枢具有强大的调节体温的能力，所以静磁场对人体温度的影响几乎可以忽略不计（后面讲的射频场对人体的体温影响更大）；② 磁流体动力学效应：主要是指人体的血液、体液等流体在静磁场环境中产生的一些效应，包括红细胞沉降率加快，心电图改变，不过这种效应对人体的影响也并不大；③ 中枢神经系统效应：人

体的神经系统传递是一种电活动，磁场有可能影响这种电活动。目前并没有文献报道磁共振对人体神经活动有显著的不良影响。

但是由于扫描间有强大的静磁场，它会对铁磁性物质产生一个抛射效应（projectile effect），该效应是指在强大的静磁场环境下，铁磁性物质被吸引，迅速加速飞向磁体中心产生的一种物理效应。这种磁场引起铁磁性物质产生的抛射效应可能会对设备和人员造成严重的安全隐患，所以铁磁性的物质是严禁带入扫描间的。

金属物质是首先需要注意的，根据金属物质的磁敏感性可以将其分为顺磁性（paramagnetism）、逆磁性（diamagnetism）及铁磁性（ferromagnetism）。其中铁磁性金属物质如铁、钴、镍及一些其他合金会被主磁场吸引产生抛射效应，这些铁磁性金属扫描前是必须要全部摘除的。第二类是顺磁性金属物质，如铱、钛、锰、钆等，其中部分由于其顺磁性可以产生缩短组织 T2 及 T2* 效应，利用这种特性可以制成螯合物产生增强效应。最后一类是逆磁性金属物质，主要是金、银、铜等，这类金属一般相对比较安全。

2. 射频场的生物学效应及注意事项　其次是射频场，磁共振要产生信号必须发射一个射频脉冲进行激发，在发射的过程中就会形成一个射频场。射频脉冲由射频线圈产生，由于射频脉冲本来就是电磁波，它也会在周围产生一个磁场，为了区别主磁场 B_0，我们把射频脉冲形成的磁场称为射频场 B_1。虽然 B_1 场不会对人体产生电离辐射，但是它也具一些生物学效应。

射频场的主要生物学效应表现为热效应（heat effect），即人体组织吸收了射频的能量，可能导致组织温度上升，在局部产生发热或者热量积累效应。在磁共振检查过程中，射频场产生的热效应不可避免，它会产生一些潜在的安全隐患。例如，接收线圈或者线圈连接线接触被检查者可能导致皮肤裸露部位灼伤。所以，在进行检查过程中，应该在线圈和人体之间增加隔热的线圈垫，使得被检查者不直接接触线圈及线圈连接线。在对被检查者进行摆位的时候，要求被检查者双手不要交叉，形成环路。另外，我们应该尽量限制被检查者接收的射频能量。

为了能够更好地控制人体接收的射频能量，量化射频场的热效应，引入了一些指标。热量的积累一般用特殊吸收率（specific absorption rate，SAR）来表示及量化。SAR值越大，表示射频积累的热量可能越高，人体组织发热的感觉越明显，局部组织温度升高越大。SAR值的大小与磁共振场强、检查持续时间及被检查者的体温调节状态均有关。如果一个患者检查时间过长或者在场强越高的磁共振仪器上检查，那么发热的感觉越明显，体温升高得越多。在扫描过程中一般的磁共振设备都会自动检测SAR值，如果SAR值超过规定的安全范围则会触发磁共振设备自动停止扫描，等待热量散去才能继续检查。射频场相关危险因素主要是防止发生灼伤事件，如图2-6。规范化的操作能够避免类似的安全隐患，需要注意磁共振线圈的连接线不要直接接触患者皮肤体表。

疫情期间，在进行磁共振检查的时候，需要注意口罩是否含有金属成分。例如，带有金属丝的鼻夹，或者具有纳米颗粒或抗菌涂层的口罩，在进行磁共振扫描时可能产生灼伤事件。美国食品药品管理局（Foodand Drug Administration，FDA）建议，进行MRI检查之前，由专业人员确认被检查者所戴口罩是否安全。

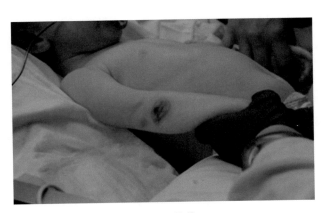

图2-6　灼伤

29

另外，身体上有大面积文身的患者也需要特别注意防止灼伤事件（图2-7）。如果文身不能去掉，这种情况就需要考虑是否适合进行MRI检查。

电气与电子工程师协会（Institute of Electrical and Electronics Engineers，IEEE）及美国FDA对于SAR值是有限定的，其规定如下：① 全身的平均

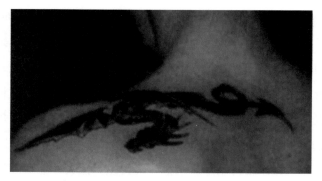

图2-7　大面积文身进行MRI检查容易产生灼伤

SAR值＜4W/kg；② 头部的平均SAR值＜3.2W/kg；③ 胎儿的全身平均SAR值＜3W/kg。

除了SAR值，还可以使用特定能量剂量（specific energy dose，SED）来进行定量。它的定义其实就是全身平均SAR值乘以检查时间。采用SED来定量描述射频能量的积累，则更好地反映了整个检查过程的情况。在扫描的过程中，磁共振系统都会对SAR值或SED值进行监控，一旦超过限定值，系统会自动停止扫描（图2-8）。

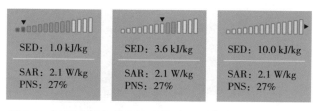

图2-8　扫描过程中磁共振系统对SAR值和SED进行监控

3. 梯度场的生物学效应及注意事项　第三个主要的场就是梯度场，它是叠加在主磁场上的额外附加场，在磁共振信号的空间定位及信号采集阶段都需要使用梯度场，所以在磁共振扫描的时候，梯度系统会工作从而产生梯度场。相对于静磁场，梯度场的大小和方向随着不同磁共振序列扫描不断发生变化。

变化的磁场产生的生物学效应和不变的磁场是不同的。在人体中主要表现为周围神经刺激（peripheral nerve stimulation，PNS），指梯度场的快速变化（切换）在人体组织中产生诱导电流。如果梯度切换过快，诱导电流可能引起神经或肌细胞的刺激，特别是对人体的末梢神经进行刺激，产生周围神经刺激症状。一般来说，这种感觉非常轻微，不容易被被检查者察觉；当然部分特殊检查序列，PNS 会比较明显，这种感觉有可能造成被检查者的不适。

为了避免产生 PNS，一般要求检查过程中的梯度变化率小于外周神经刺激出现的阈值。以梯度场变化率（dB/dt）来量化梯度场的变化率，dB/dt 越大，则越有可能产生 PNS。目前各大厂家推出的最新磁共振设备，梯度性能都非常得高，体现在梯度场大小和梯度切换率上。不同磁共振序列的梯度切换也不同，部分序列的梯度场变化率比较大，如 DWI-EPI 序列，则相对容易产生 PNS。在扫描过程中，系统会对梯度场变化率及可能产生周围神经刺激的阈值进行监控，如果超过了阈值范围则系统会自动停止扫描。

对于可能引发周围神经刺激症的扫描，有以下注意事项。

（1）告知患者可能出现周围神经刺激症，并描述感觉症状，避免患者紧张。

（2）两手相握会形成一个传导环路，从而增大发生 PNS 的可能性，因此建议不要两手相握。

（3）在扫描过程中，通过观测监视器和对讲机或直接与患者保持有效联系。

（4）如果观察到刺激征兆或得到报告，立即停止扫描。

（5）患者应将双臂放在身体两侧，以降低发生 PNS 的可能性。如果戒指、拉链、腰带等金属物件开始振动，则表示发生周 PNS。

最后需要注意的是 PNS 的发生部位和症状因人而异，大部分被检查者表现为轻微的刺麻感或轻微颤搐。

噪声（noise）是梯度场变化带来的另一个问题，磁共振检查中机器系统内部发出的声音，被称作检查噪声，这是由于梯度场不停地切换产生的洛伦兹力引起梯度震荡撞击机架产生的。噪声会影响检查过程中被检查者与磁共振操作人员的交流，导致被检查者烦躁、不舒服，加剧心理恐慌等。如果噪声过大，可能会影响我们的健康，造成暂时性听力下降。一般需要把这种噪声控制在一定范围，这样就不会对被检查者造成伤害。使用分贝（dB）来表示噪声的强度。如果噪声峰值（最高值）超过140dB或者平均值达到99dB就需要进行听力保护，采取降噪措施了。磁共振不同序列产生的噪声大小是不同的，一般是在60～100dB，大部分是在安全范围内，短时间检查不会影响我们的听力。

最后需要注意的就是扫描时间，和传统的X线或者CT扫描相比，磁共振的检查时间相对比较长，根据扫描部位多少、扫描范围、使用序列不同等，磁共振扫描的时间可能从几分钟到几十分钟，甚至一小时不等。放疗患者因为有体位固定装置的限制，长时间扫描可能会带来不适。所以，需要尽可能权衡扫描时间和图像质量，保证在图像稳定的情况下尽量缩短扫描时间。一般推荐整个部位检查时间不超过30分钟。另外推荐在检查的过程中给患者配备报警呼叫系统，当患者感觉不适、无法配合完成检查的时候，可以使用该系统提示操作间的技师注意情况，及时停止检查。

四、超导磁共振失超及制冷剂安全注意事项

根据磁共振磁场产生的方式，可以把它分为：铁磁型和电磁型。电磁型利用的是通电产生磁场的原理，在磁体周围绕了很多线圈，线圈通电后可以产生磁场。根据导线材料又把电磁型分为常导和超导，常导电磁型需要持续通电才能维持静磁场强度；而超导则不需要，当将超导材料置于某一临界温度，则其电阻为零，通电后电流在线圈中自发流动，也就是一次性完成线圈励磁后，后续不需要电源持续供电磁场也会存在。目前临床上大部分高场磁共振都是超导型。

为了保证线圈处于超导状态，磁体内部温度需要足够低以达到材料的超导临界温度，这就需要磁体内有制冷装置或者制冷剂。目前主要采用液体形态的氦气（液氦）作为冷却液，液氦的温度约为4.2K（开氏温度或热力学温度单位），换算为摄氏度大约为-269℃。

液氦会随着时间不断损耗，到了一定的低点需要补充。如果采用了最先进的高效制冷系统，比如4K冷头技术，超导磁体理论上可以做到液氦0消耗。

正常情况下，液氦是不会大量蒸发变成气体形态排出的，但是在一些特殊情况如失超状态下，液氦有可能大量排出产生安全隐患。

氦气具有无色、无味、无毒等特性，密度比空气小，但是氦气从液体形态变成气体形态体积会增加763倍。所以，液氦一旦泄漏到扫描间会造成非常严重的后果，主要包括：直接冻伤人体、造成缺氧等情况。

失超（quench）是指一个超导材料失去超导状态，变为常导体的过程。具体在超导型磁共振中，失超常常意味着退去磁场。失超后，磁体中的液氦会顺着失超管大量蒸发排出，磁共振也会失去磁场。如果要恢复磁场，则需要重新励磁，注入液氦。

磁共振系统一般都会安装一个紧急失超开关，按下这个开关会触发磁共振系统主动失超，磁场强度消失。这种紧急失超开关是为了应对紧急情况下，诸如大型铁磁性物体被吸在磁共振上导致人体生命受到威胁，这时候可以采用人为主动引导系统发生失超从而降低磁场强度，保护人身安全。

五、磁共振检查禁忌证

任何一种检查都有适应证和禁忌证，磁共振扫描也一样，并不是人人都能做磁共振。主要的禁忌证包括：

（1）体内有金属植入物的患者：需要注意，如果植入物是铁磁性的，则不能进行磁共振检查。因为这些铁磁性植入物可能会在磁共振磁场中发生位移或偏移，产生安全隐患。目前临床中大部分使用的植入物如动脉瘤夹、骨科固定器等是采用非铁磁性不锈钢或钛合金材料制成，可以进行磁共振检查。当然，有金属植入物的患者一定要首先确认是什么材料，如果含有铁磁性，是禁止进行检查的。

（2）高热患者：人体在进行磁共振检查的过程中，可能体温会略微上升，这对于正常人来说是完全没有问题的。但是对于一个本来就处于高热的患者，则比较危险，所以应该禁止高热患者进行磁共振检查。

（3）有幽闭恐惧症患者：是不能进行磁共振检查的。幽闭恐惧症是一种在封闭空间内感到过度恐慌状态的心理障碍。因为磁共振检查需要人体躺在扫描孔里，存在这种心理障碍的患者，躺在磁共振机器检查床上则会产生严重的反应，导致无法保持静止配合检查，部分严重的患者甚至会爬出检查床。有些患者由于第一次做磁共振检查存在紧张等心理状态，需要磁共振操作员耐心地和他们沟通，告知检查的注意事项，这样大部分患者能够顺利完成检查。真正的幽闭恐惧症患者则不能配合完成检查。

（4）部分患者：病情非常危重，需要持续使用生命支持系统维持。然而大部分的这些设备并不具有抗磁性，可能会受到磁共振磁场的干扰。

（5）以往把安装了心脏起搏器的患者：列为绝对禁忌证，这是因为这类装置含有许多金属元器件，当体内植入此类装置的患者进行 MRI 检查时，人体被置于强大的外加静磁场和变化着的梯度磁场中。在磁共振磁场环境的影响下，可能造成植入装置失灵，导致起搏器失效危及患者安全。目前，兼容磁共振的心脏起搏器已经有很多厂家生产了，也就是说佩戴这种起搏器是可以进行磁共振检查的，但是由于这种起搏器比较贵，所以如果患者有安装心脏起搏器，必须首先确认该装置是否是兼容磁共振的。

六、孕妇、婴幼儿的磁共振相关安全问题

磁共振由于没有电离辐射，对于孕妇及妊娠的工作人员来说，基本上是安全的，并且产前磁共振检查也是产前影像学的重要部分。正常妊娠周期为40周，一般划分为3个妊娠期，即妊娠早期（12周以前）、妊娠中期（12～28周）和妊娠晚期（28～40周）。对于工作人员来说，如果妊娠之后，妊娠中期以后从事磁共振相关工作是不会对胎儿造成伤害的。

婴幼儿及儿童不具有独立完成磁共振检查的能力，要由其监护人配合完成，检查前需向监护人交代检查时间及检查前注意事项。

七、非磁场环境相关安全注意事项

除了磁共振及磁场环境下相关的安全注意事项外，非磁场环境相关的安全事宜我们也需要留心。

在使用激光灯定位系统的时候，需要注意保护被检查者的眼睛，因为激光

灯直接照射在被检查者眼睛上对视力有潜在的损伤（图2-9）。如果激光灯需要照在被检查者面部，请嘱咐被检查者暂时闭眼。

图2-9 激光注意标志

在扫描前摆位的过程中，扫描床的升降和移动，需要技师留心这些机械运动，注意安全。为了避免手指在扫描床移动的时候，有夹挤的风险，请确认被检查者双手放置在扫描床上。附件中的特制臂托可以避免手指被夹（图2-10）。

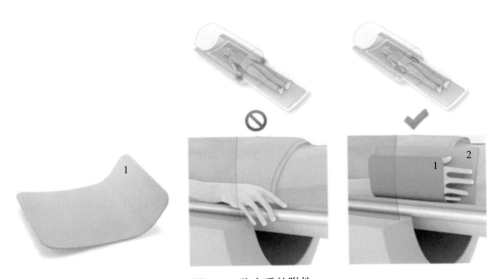

图2-10 防夹手的附件

在进行磁共振扫描的时候，相关安全注意事项一定要求严格遵守。

有些磁共振扫描间还配备了烟雾报警器，及时防止产生火灾等安全隐患。

需要注意的是，磁共振扫描间和操作间里只允许使用专用的无磁灭火器。

八、工作人员的磁共振安全培训及相关责任

所有参与患者治疗过程中的临床工作人员都必须接受适当的MR相关安全培训，这将最大限度地降低发生MR安全相关事件的风险。如上所述，MR的安全注意事项不仅仅关系到患者的安全，也关系到在MR环境周围工作的员工的安全，包括：磁共振模拟定位机或在线MRI引导治疗系统。

对于计划要将MRI纳入放射治疗工作流程的医院及诊所，在安装及正式操作MRI之前最重要的是对相关工作人员进行MR安全培训。这样相关的工作人员已经完成了MR安全培训，具备了基本的MR安全知识，更重要的是在工作流程中能够意识到MR相关安全注意事项从而避免事故发生。医院需要建立MR安全委员会，该委员会负责制定及定义MR安全策略和培训及认证要求。委员会需要在安装和操作磁共振设备之前几个月一起召开会议，这样能够保证有足够的时间对相关的工作人员进行培训以提高安全意识。接受MR安全培训的人员越多越好，这是因为在整个工作流程中，每个相关人员都应该警惕这方面的问题，以防止产生MR安全隐患造成不必要的伤害。直接参与到患者治疗或者计划的工作流程的员工必须提前接受培训。

不同工作职责不同角色的职业，对于MR安全培训级别及掌握程度要求是不同的。

（1）物理师：他们必须接受最高水平的MR安全知识水平培训，其中涉及的内容包括：磁共振的基本原理、MRI序列、常见伪影及如何处理。由于他们的专业背景，其中的大部分人能够掌握磁共振基本物理知识，他们应该是MR相关安全方面的倡议者，并且可能最初是与肿瘤科医师和/或首席的技师一起领导MR安全委员会。

（2）放射治疗师（radiation therapy technologist，RTT）：他们是负责患者治疗的一线工作人员，所以必须接受最高水平的MR安全相关培训。他们可能对于磁共振成像原理没有深入的知识背景，但是最好尽可能多地学习MR相关知识。

（3）放疗科医师或肿瘤科医师：他们是放射治疗运作的把关系统，所以他们应该接受最高水平的MR安全相关培训。因为他们是负责选择及安排合适的患者进行MR模拟定位扫描或者CT模拟扫描的人（当存在MRI禁忌证及安全相关问题的时候，应该考虑禁止进行MR模拟定位扫描转而换成CT模拟扫描）。另外，放疗科医师或者肿瘤科医师也是决定哪些患者可以或者不能接受MR-Linac治疗的人。

（4）护士：护士是在整个患者治疗过程中和医师并肩工作的人，他们应该是能够及时地识别出患者条件是否满足MR安全性的重要角色（如有新的植入物）。因此，他们必须接受适当的MR安全知识培训，以便对安全性保持警惕。

所有培训都应该定期更新，建议所有相关人员每年接受一次培训，并记录在案作为认证资质及上岗证要求的考核文件。

九、急救预案和演练

此外，放射肿瘤科也应该为在磁共振模拟定位扫描或在MR-Linac治疗过程中出现紧急情况的患者制订应急计划或急救预案。这种情况下必须马上将患者移出磁共振扫描仪，并且尽快移出磁共振所在的磁体间（区域Ⅳ），最好是将患者转移到区域Ⅱ。这和常规的直线加速器治疗或者CT模拟定位扫描中的紧急情况处理方式是完全不同的，因为这些情况下都可以在当前房间里进行应急处理，而MR相关设备会考虑磁场环境和特殊的安全性规范。显然，在强磁场环境下进行紧急心肺复苏抢救程序是不安全的，这种情况下对患者和救援人员都有额外的安全风险。更重要的是，并不是所有的急救工具和设备都是满足MR安全兼容的，所以对于急救程序首先需要把患者移出MRI区域，这与常规放疗环境下的操作是完全相反的。为了方便及时转运患者，可以配置无磁推车或无磁转运床（图2-11）。

急救预案及应急程序需要提前演练，定期进行实践操作，以便于相关工作人员能够熟悉急救方案。虽然现实中发生的概念比较低，但是必须要通过演练熟练掌握紧急情况处理流程。否则一旦需要急救及应急处理，则可能由于不熟悉或者操作生疏而耽误了时机。

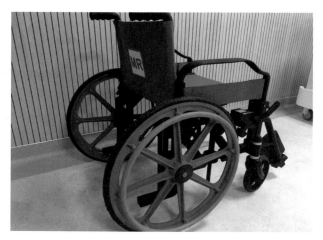

图 2-11　磁共振扫描间内的无磁推车

注：注意磁共振安全标识。

　　随时更新 MR 安全相关政策及处理流程，并且根据需要向所有涉及 MR 操作的相关人员传递这些重要信息。例如，一旦安装了 MR-Linac，为了保证安全操作及使用流程平顺需要执行新的操作程序规章。在这种情况下，需要向参与及制订流程规则的相关人员通报流程的变化，以便他们能够及时更新。

第三章

磁共振放疗模拟定位系统

第一节　磁共振模拟定位机和诊断磁共振的区别

模拟定位机（simulator）是放射治疗中的主要设备之一，承担着放射治疗前对治疗部位的定位，靶区及危及器官的界定以及模拟确定机架、机头角度、照射范围等治疗参数等功能。

传统的模拟定位机除了治疗前扫描定位工作，一个很重要的作用是模拟加速器机架、机头等的工作方式，这种模拟定位机一般是指X线模拟定位机。而现在广义的模拟定位机包括能进行模拟定位扫描的影像设备，虽然CT和MRI不能模拟加速器工作时的状态，但是它们也被称为模拟定位机。所以目前的模拟定位机包括：X线模拟定位机（X ray-sim）、CT模拟定位机（CT-sim）、磁共振模拟定位机（MR-sim），甚至包括PET-CT/PET-MR模拟定位机（PET-CT/PET-MR-sim）。这些设备很多时候和放射科的设备都差不多，甚至有人觉得就是一样的设备，但是由于检查目的、作用不同，它们的差异是非常大的，无论是硬件还是软件。

一直以来，磁共振引导放疗治疗的发展目标是提高肿瘤靶区和危及器官的定位及勾画精度，为精准治疗提供保证。1993年Okamoto等提出尝试建造一台专用于放疗的MRI系统。磁共振模拟机是以磁共振设备为基础的模拟定位机。但是模拟定位机和放射科的影像设备由于使用目的的不同，其软硬件及功能有明显区别。

为了满足放疗定位的功能及作用，磁共振模拟定位机需要具备以下特色的软硬件及性能：①扫描孔径足够大，目前可提供≥70cm；②外置的激光灯定位系统；③放疗专用的接收线圈桥架；④放疗专用的平板床；⑤放疗定位专用的扫描序列；⑥放疗专用的MR质控体模与质控程序。

首先是扫描孔径，对于磁共振来说，一般临床使用的主要是两种孔径：60cm和70cm。和CT不同，对于MR来说70cm就算是大孔径磁共振了。磁共振孔径为什么不能和大孔径CT一样做得那么大，比如85cm或者甚至90cm呢？这是因为受限制于超导磁共振的物理硬件，增大扫描孔径就需要更多的线圈绕线匝数，磁体变大，重量也会提高。其次，孔径越大，对于磁场均匀度考验会更大。很简单的一个道理，一个孔径60cm的空间肯定比70cm的空间更能保证磁场均匀度。而磁场均匀度是保证图像质量、脂肪抑制、图像形变的重要指标。由于放疗模拟定位扫描可能需要根据不同部位，使用一些第三方固定体架及真空垫，所以60cm的孔径显然是不足的，至少要保证70cm的扫描孔径才能满足基本的摆位需求。

诊断使用的普通磁共振系统都有内置的激光灯，该激光灯的主要作用是简单的标记，然后将标记的位置送入磁共振的等中心点。系统内置的激光灯一般是一个"十"字，而且非常靠近磁体孔内，也不是很精准。而在放疗模拟定位中，需要利用激光灯进行准确的摆位、复位及确定空间位置坐标，所以必须额外安装外置的激光灯定位系统。

和CT不同的是，磁共振扫描还需要额外的接收线圈去接收磁共振信号。普通诊断磁共振一般根据不同检查部位使用专门的专用线圈进行信号接收。而对于放疗模拟定位检查来说，则不能使用这种方法，必须保证线圈不接触人体，不改变人体轮廓及压迫皮肤。所以，放疗模拟定位机需要使用其他的解决方案让线圈既不接触人体，又能够尽可能贴近人体以便更好地接收磁共振信号。

普通磁共振的扫描床会配置一个软垫，这样保证患者在检查的过程中尽可能舒适，而且很多磁共振的扫描床都是弧形的，这样可以更好地贴合人体。而放疗模拟定位机则要求扫描床板和治疗时的床板保持一致。

另外需要重点说明的就是，MR模拟定位扫描和普通MR诊断扫描由于目的不同，扫描方式有很大的差异，其对应的扫描序列也有非常大的区别。

质控对于放射治疗整个环节尤为重要，而磁共振模拟定位扫描也是质控的一个重要环节。专用的磁共振模拟定位扫描机还需要配置一些专业的放疗质控体模及运行质控的一些软件，保证物理师能够很方便地进行质控扫描。

第二节　磁共振放疗模拟定位机的组成

磁共振放疗模拟定位机首先拥有磁共振设备应有的几个主要系统，包括：磁体系统、射频系统、梯度系统、接收线圈及其他计算机辅助系统。除了这些，还有一些放疗模拟定位扫描需要的硬件，主要包括外置的三维激光定位系统、专用的放疗体位固定装置等（图3-1）。

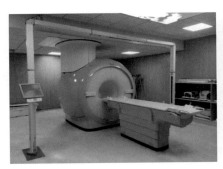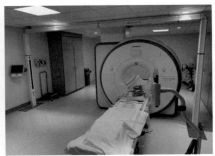

图3-1　磁共振模拟定位系统

一、磁体系统

磁共振设备中磁体是其核心部件及组成部分，它的主要作用是提供一个稳定的、均匀的空间磁场环境。

磁体的性能一般是用磁场强度、磁场均匀度等来描述。磁场强度是指能产生多大的磁场环境，临床目前使用最多的超导磁共振以1.5T和3.0T为主。根据磁场强度的大小，可以把磁共振设备分为低场、中场、高场及超高场。

产生的磁场强度小于0.5T的磁共振设备是低场磁共振，这种磁共振一般是永磁型的。

产生的磁场强度大于0.5T小于1.0T的磁共振设备是中场磁共振。

产生的磁场强度大于1.0T小于2.0T的磁共振就是高场磁共振，临床中最常用的1.5T已经属于高场范围了。

产生的磁场强度大于2.0T的磁共振是超高场磁共振，包括临床常用的3.0T以及目前最新的临床使用的7.0T。

磁场强度越大，理论上得到的图像信噪比越高。但是，随着磁场强度的增加，磁体的体积越大、重量越重，制造成本越来越高。另一方面，磁场强度升高，7.0T以上的静磁场环境对于人体组织是否存在潜在安全隐患目前并未得到验证。所以，磁场强度并不是越大越好，临床使用得最多的目前还是1.5T和3.0T。

除了磁场强度，还可以根据磁场产生的方式及磁场方向设计进行分类。

1. 永磁型磁共振　又叫铁磁型。它其实就是直接用永磁型材料制造而成，可以想象为一个"大磁铁"。永磁型磁共振能产生的磁场强度有限，一般是小于0.5T，属于低场磁共振，它产生的磁场方向垂直于人体长轴方向，也就是垂直于扫描床长轴方向。永磁型磁共振最大的优点是便宜；磁体多呈开放型，患者检查时比较舒适并且可以开展磁共振引导介入手术；然而它的缺点是磁场强度低，磁场稳定性差，容易受外界环境影响，磁场均匀度也一般。

2. 常导电磁型磁共振　这种类型的磁体可以理解为就是绕了很多线圈，通电以后感生出磁场。该型磁共振的优点是可以通过关闭电流来关闭磁场；缺点则是耗电量巨大，为了维持磁场环境必须一直保持通电，产生的热量大。

3. 超导电磁型磁共振　这一类是目前临床使用最多的。它也属于电磁型磁共振，不过它的磁体采用的是超导材料制造。当满足超导临界温度，电阻消失，励磁通电以后，后续不需要再继续通电也会产生稳定的磁场。目前临床使用的高场磁共振基本上都是超导型的。

磁场均匀度是反映磁体性能的另一个重要指标，主要是指在一定体积范围内磁场强度的均匀性。磁场均匀度用百万分之几（part per million，ppm）来量化，举例来说，对于一台1.5T的磁共振，如果磁场均匀度在40cm的球面体积空间（diameter of spherical volume，DSV）小于1ppm，则表示在这么大的范围内，磁场强度的变化小于$\pm 1.5 \times 10^{-6}$T，最高的部分磁场强度小于$1.5 + 1.5 \times 10^{-6}$T，最低的部分大于$1.5 - 1.5 \times 10^{-6}$T。在描述磁场均匀度的时候一定要说明DSV，不同范围的均匀度是不同的。空间范围越小，磁场均匀度肯定是越好的。磁场均匀度越好，图像的形变也越小，进行大范围成像及脂肪抑制的时候图像质量越高。

另外一个指标就是磁场的稳定性，该指标是衡量磁场强度随着时间而漂移的程度。在成像序列周期内磁场强度的漂移对重复测量的回波信号相位产生影响，引起图像失真，信噪比下降。

二、射频系统

射频系统主要由射频线圈、射频发生器、射频放大器组成，主要的作用是发射能够激发成像区域的射频脉冲。

射频线圈是射频系统中最重要的组成部分。根据线圈的功能一般把它分为：发射线圈（transmitter coil）、接收线圈（receiver coil）及发射/接收线圈（T/R Coil）。

其中最重要的一个射频线圈是安装在磁共振内部的一个正交线圈，一般把这个线圈称为正交线圈（quadrature coil，QC）。磁体内的正交线圈既可以产生射频脉冲，又可以接收磁共振信号，但是它的主要作用是发射激发成像区域的射频脉冲激发质子共振产生磁共振信号。射频脉冲产生的磁场又叫做射频场，以B_1表示。射频场越均匀，则激发的区域越准确，产生的翻转角越准确，得到的图像质量越好。

接收线圈仅用于接收磁共振信号，这类线圈也就是我们成像扫描中使用的采集信号的各种线圈。

三、梯度系统

所谓的梯度实际上是指在空间方向上满足某种数学规律的线性变化。而具体到磁共振中，人们引入了梯度系统来对磁共振信号进行空间定位。梯度系统主要由梯度线圈（gradient coil）、梯度放大器、模数转换器、梯度控制器等组成，主要的作用是产生成像所需的梯度磁场。另外，梯度磁场的变化也会产生磁共振信号，这种信号也就是梯度回波信号。

要得到临床可以使用的影像图像，我们需要把磁共振信号重建为一层一层的断层图像，并且每一层图像中各个像素中的空间位置要和实际的人体解剖结构一一对应。这就需要对磁共振信号进行三维的空间编码，分别是X、Y、Z。梯度磁场能将这种空间位置信号和磁场大小一一对应起来。通过在梯度线圈中通过不同大小及方向的电流，可以控制梯度磁场的大小和方向。磁共振系统中主要有三对梯度线圈，分别可以在3个方向产生梯度磁场，另外不同梯度线圈可以组合使用，产生任意方向的梯度磁场，这也是为什么磁共振可以进行任意方向扫描的基础（图3-2）。

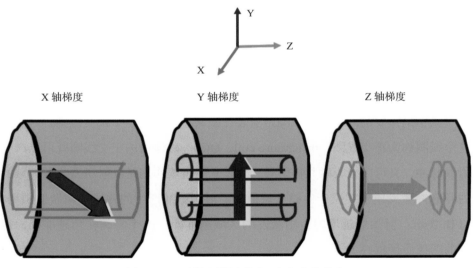

图3-2 三对梯度线圈形成3个方向的梯度

梯度线圈通电以后即可产生梯度磁场，磁共振的空间定位、选层及采集信号都会用到梯度系统。

评价梯度系统的指标主要有梯度场强、梯度切换率及梯度线性度等（图3-3）。

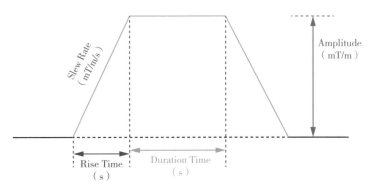

图3-3 梯度系统的性能反映

梯度场强（amplitude）代表梯度系统输出的最大梯度磁场或者梯度峰值强度。它的单位是mT/m，前面的mT代表毫特斯拉，后面的m表示长度单位米。它的计算公式为：梯度场强（mT/m）＝梯度场两端的磁场强度之差÷梯度场有效长度。梯度场强越大则形成的梯度场越大，现在很多高性能的磁共振能够达到的梯度场强是80mT/m甚至100mT/m。

梯度爬升时间（rise time）表示梯度场从0到达最大峰值所需要的时间。梯度线圈通电后就会产生梯度磁场，但是这至少需要一点时间，这个时间就是梯度爬升时间。

梯度切换率（slew rate）是描述梯度场变化快慢的一个指标，表示单位时间内梯度场强的变化量，它的单位是每毫秒每米内毫特斯拉［mT/（m·ms）］或每秒每米内特斯拉［T/（m·s）］，也反映了梯度场从0到达最大值的爬升速度。梯度切换率越高，则达到最大梯度场强所需要的爬升时间越短，梯度所占据的时间窗则越小。梯度切换率的计算公式为：梯度切换率＝梯度场强（mT/m）÷爬升时间（s）。图3-3中可以发现，梯形的腰越陡，则梯度切换率越大，达到有效梯度场强所需要的爬升时间越短。随着磁共振硬件系统的发展，爬升时间越来越短，梯度切换率越来越大，目前最高性能的磁共振梯度切换率甚至可达到220 mT/（m·s）。

另外，梯度线性度也是非常重要的，它代表梯度的线性情况。梯度磁场根据空间位置分为线性部分和非线性部分，梯度线性度越大，则成像的最大视野

（field of View，FOV）也就越大；超过了梯度线性部分，则梯度变得不均匀，得到的图像可能会变形或者扭曲。

梯度的性能和磁共振图像质量息息相关。梯度场强主要决定最小层厚；梯度切换率会影响扫描速度及一些功能成像的质量；梯度线性则决定成像的最大FOV和图像的真实度（几何形变）。

综上所述，梯度系统性能越好，则爬升时间越短，梯度切换率越大，达到作用梯度所需要的时间越短，成像速度也就越快。梯度线性度越高，则扫描的FOV越大，图像变形也越小。

四、接收线圈

接收线圈是接收磁共振信号所必须的。这类线圈包括表面柔线圈、体部相控阵线圈以及一些专用部位的线圈。

根据线圈的使用范围可以分为：全容积线圈、部分容积线圈、表面线圈、体腔内线圈、相控阵线圈。

全容积线圈一般是指能够包裹整个或者一定位置的柱状线圈，这类线圈一般同时具有发射和接收两个功能，主要用于发射射频脉冲以及接收组织的MR信号，常见的有头线圈、鸟笼线圈、正交线圈等。

部分容积线圈是由全容积线圈以及表面线圈相结合形成的线圈，这类线圈一般会有两个或者两个以上的成像平面。

表面线圈是可以放在成像体表面的接收线圈。表面线圈形状各异，常见的为扁平矩形以及圆形等。由于这类线圈紧贴成像部位，在线圈摆放时有了很高的自由度，一般常用于浅表组织或者器官。一开始表面线圈通道数单一，无法使用并行采集技术进行加速扫描。之后为了提高表面线圈的功能，扩大其应用范围，又研发出了一些新的表面线圈，如相控阵线圈。

相控阵线圈是由两个以上的线圈单元组成的线圈阵列，这些阵列相互连接，形成一个较大的成像范围，各线圈单元可以相互分离，每个线圈单元可视作独立线圈使用。由于每个线圈单元都可以单独通道进行信号传递继而构成了多通道传输，在成像时兼容了并行采集技术，大大提高了扫描的效率。并行采集的加速倍数则与该方向的线圈通道数相关，如果某方向的线圈通道数为5，那么该方向并行采集因子的极限为5。

体腔内线圈，是一种小型线圈，使用时必须放在人体体腔内，可以对体内某些结构进行高空间分辨成像，如直肠线圈等。从原理上来说体腔线圈依然是表面线圈。

接收线圈离人体越近则接收的磁共振信号越好，得到的图像信噪比越高，这叫做接收线圈的近线圈效益。然而放疗模拟定位扫描，在摆位方面，和放射扫描不同的是，线圈不能直接放置在人体上或者直接包绕成像组织。一般是采用一个体架让线圈悬空，既不压迫人体体表改变皮肤轮廓，又尽量贴近人体，达到一个良好的接收效果。

第三节 磁共振模拟定位机专用线圈解决方案

对于磁共振模拟定位系统，其线圈的放置和诊断磁共振有非常大的区别。线圈不能包裹患者而且不能接触患者体表，所以传统的各个部位专用线圈则不适用。

如果能够针对放疗模拟定位设计专用的线圈则是最理想的解决方案，目前暂时还没有这方面的进展。一方面是因为放疗定位不同患者的摆位方式、体位固定装置各不相同，而固定的线圈设计很难满足这种灵活性；另一方面线圈的设计需要考虑很多因素，如几何品质、空间大小及适用性等，设计出满足放疗特殊体位的线圈有一定难度。

目前的解决方案是采用常规的线圈配合各种固定装置或者附件进行组合，以满足放疗模拟定位临床扫描的需要。对于扫描范围不大的部位，一般都采用表面线圈组合的方式进行扫描，如头颅或者颈部扫描（图3-4）。

大部分磁共振厂家都有一体化线圈技术，也就是扫描床下就有接收线圈，此时使用体表线圈和扫描床下的后部线圈进行前后组合可以满足大范围成像的需求（图3-5）。

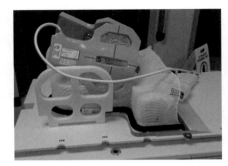
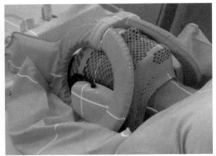

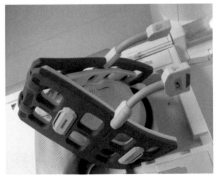

图3-4　表面线圈组合方式

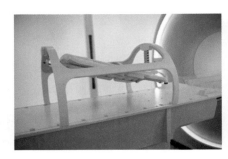
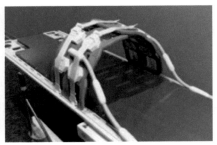

图3-5　线圈支架配合体表线圈

注：可以实现前后组合的大范围扫描。

第四节　磁共振模拟定位机专用床板

用于诊断和用于放射治疗扫描的MR之间一个明显的区别就是扫描床板的设计。磁共振模拟定位机的床板通常是一个平板床，上面带有数字索引凹槽，可以用于患者固定装置的锁定加固。为了达到这个要求，除了为了磁共振模拟定位特别定制的专用放疗扫描床，一般都是在传统的弯曲的诊断扫描床上面额外放置一个带有数字索引凹槽的平板。这种将一个放疗平板床覆盖在诊断磁共振扫描床上的解决方案会增加患者和床内接收线圈（如后部线圈或者脊柱线圈）的距离，从而导致图像的信噪比有所下降，这显然不是放疗模拟定位扫描的理想设计。事实上，这是使用诊断设计的MR进行放疗模拟定位扫描的主要硬件问题之一，专门为放疗定位设计的MR模拟定位机应该能够解决这个问题。现在有些公司已经专门为放疗模拟定位设计了相关的平板床板（图3-6）。

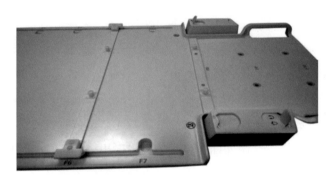

图 3-6　专用放疗扫描床板

注：上面带有数字索引刻度凹槽。

如图3-6所示，这是专门的MR模拟定位机，扫描床板是专门为放疗设计的，不需要把放疗平板叠加在诊断扫描床上，这样能够减小患者和线圈的距离，提高图像信噪比。另外，这种设计也保证了平板的几何精度及固定度，在扫描的过程中，扫描床板不会产生晃动或者左右移动，保证了体位的一致性。

需要注意的是部分磁共振采用的是移动式扫描床，这种设计的一个优点是方便患者转运及移动。但是缺点则是易晃动及稳定性差，很难保证患者定位精准度和摆位重复。国内陈辛元等学者也专门针对这个问题发表了关于MR-sim扫描床选型及安装的注意事项，其中不建议MR-sim扫描床选用移动分离式设计。

扫描床板的材质必须保证不含水，避免成像时对人体信号的干扰，推荐

凯夫拉纤维、聚碳酸酯（PC）、玻璃纤维等材料制作的磁共振兼容平板床。CT
模拟定位扫描使用的床板常用的碳纤维材料不适用于MR模拟定位，因为碳纤
维相当于导体，扫描时会产生热量，影响射频发射与接收。

第五节　空间位置定位装置

模拟定位扫描，空间索引和等中心标记精确点是非常重要的，因此对于
MR扫描床的机械精度要求是非常高的。通常的精度需要在1mm范围内（和
CT模拟定位要求一致）。遗憾的是，市场上大部分MR是为诊断性扫描而设计
的，对于精度要求并不高。放疗患者模拟定位时为了保持和治疗一致的体位，
需使用磁共振兼容固定装置，如放疗头枕、乳腺托架、膝部固定器、头颈肩
板、一体化底座等对患者进行定位。

另外，外置激光灯定位系统（external laser positioning system，ELPS）是
另一个重要的组成部分（图3-7）。这种外置激光灯定位系统安装在磁体间，采
用磁屏蔽技术，利用正交激光面在患者体表投射出坐标系统，可以帮助技师进
行患者的摆位。该系统并不是模拟定位机必须配置的，如有些放疗中心没有安

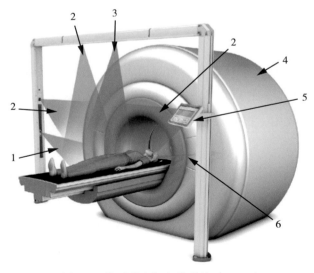

图3-7　外置激光灯定位系统（ELPS）

装外置激光灯定位系统，仍然可以进行模拟定位扫描。但是为了保证几何精度推荐使用，因为ELPS可以尽可能保证患者模拟定位扫描体位和治疗体位的一致性。外置激光灯系统最好能够和MR系统里内置激光灯相集成，并且需要对这两个激光灯系统的位置做好校正。

第六节　患者体位固定装置

进行磁共振模拟定位扫描，为了保证患者和CT模拟定位扫描以及放射治疗状态下位置的一致性，需要采用患者体位固定装置（patient positioning device，PPD），如面罩和矢量固定锁。

首要最重要的一点就是，任何模拟定位扫描体位固定器装置必须具备MR安全性，能够兼容在磁体间里使用并且不会导致图像产生伪影。因此，新的PPD在正式使用前必须进行安全性和无伪影测试。需要额外注意的是，有的PPD虽然是由并不具有磁性吸引力材料制成的，但是可能具有导电性（如一些玻璃纤维材料），这种材料在高射频序列中可能会产生伪影并且扫描过程会产生热量。所以PPD在使用前一定要经过筛选才能安全使用。

无论是在CT模拟定位扫描还是MR模拟定位扫描中，头颈肩板是放疗模拟定位最常用的体位固定装置（图3-8～图3-10）。

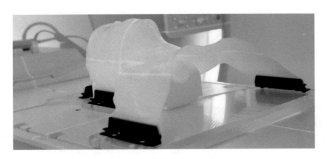

图3-8　头部固定面罩

在进行盆腔或者体部扫描的时候，一般会用到真空垫或者发泡胶来对患者进行固定，保证每次检查时候体位的一致性（图3-11、图3-12）。

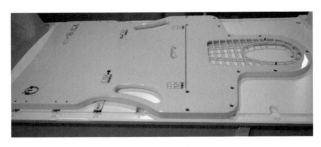

图3-9　头颈肩板

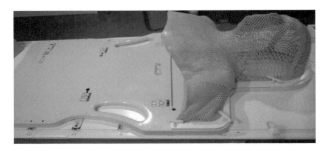

图3-10　头颈肩板＋面罩固定

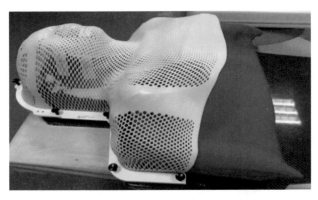

图3-11　发泡胶垫＋头颈面罩

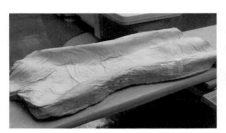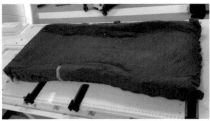

图3-12　磁共振兼容真空垫

另外有一些体位固定器具有多功能的作用，可以在进行多个部位扫描时使用（图3-13）。其中的一些附件也可以自由组合，这样能够保证使用的灵活性及多样性。

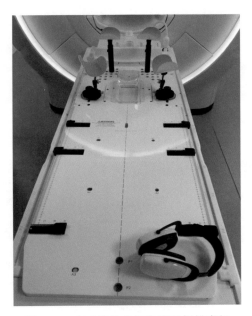

图3-13　多功能体位固定器及扫描床板

常规的扫描采用的是头先进仰卧位，而也有一些体位固定装置是针对一些特殊的扫描体位，如进行俯卧位扫描时为了减少腹壁的呼吸动度而采用的浮板以及做乳腺扫描的乳腺托架（图3-14、图3-15）。

中间的凹槽是为了容纳下腹部，这样在扫描过程中呼吸动度不会传递到后方。

图3-16所示的俯卧位浮板还设计了一个头托，这样方便患者俯卧位的时候头部更好摆位，提高了舒适性。

另外，在患者扫描过程中，为了更好地固定患者，还需要一些锁条（lock bar），它们的作用是将体位固定装置和放疗床板固定。将锁条的两端插入放疗床板的凹槽内，锁条上面的圆形凸起可以刚好插入体位固定装置的插孔里，这样起到了固定的作用（图3-17）。

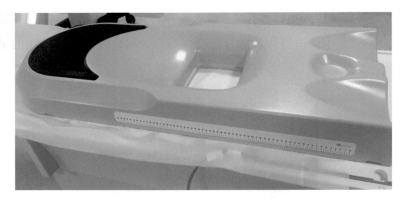

图 3-14　俯卧位浮板

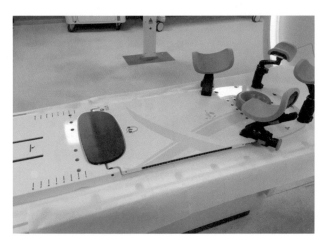

图 3-15　乳腺托架

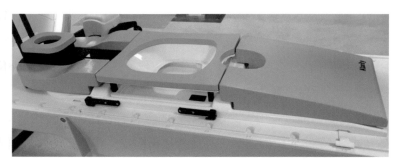

图 3-16　不同类似的俯卧位浮板

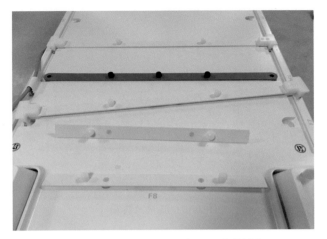

图3-17 各种宽度、大小、尺寸的锁条

另外，为了提高扫描过程中患者的舒适度，有时候还会增加一些附件，比如各种部位的垫子，使得患者在长时间扫描的过程中能够保持固定体位。这些附件包括各种型号大小的头枕，使腿部舒适的膝垫，以及脚垫（图3-18、图3-19）。

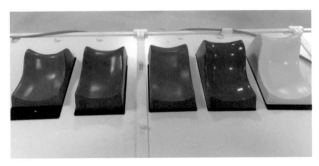

图3-18 各种型号大小的头枕

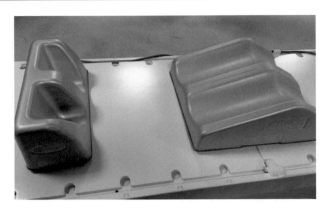

图 3-19　膝垫及脚垫

第四章

磁共振常用扫描序列及参数

和CT成像原理不同，磁共振成像属于多参数成像。影响组织磁共振信号强度的因素多种多样，如组织固有的T1值、T2值、氢质子密度、液体流动、水分子扩散运动等。这些因素混杂在一起，通过图像的信号强度很难鉴定到底是哪种因素造成的信号强度的差异，很难根据图像反映不同的组织特性。可以通过人为地调节成像扫描参数，从而达到突出图像反映某种组织特征的作用。

磁共振扫描序列是根据不同的成像参数，得到不同对比图像的扫描程序的统称。物理上，序列（sequence）就是射频脉冲、梯度场和磁共振信号采集等相关各个程序的不同设置及其在时序上的排列。磁共振序列是产生信号得到图像的各种物理程序在空间和时间上的不同组合，一般由五部分构成，即射频脉冲、层面选择梯度（如果是3D序列则是范围选择梯度）、相位编码梯度（如果是3D序列，就有两个方向的相位编码梯度）、频率编码梯度、信号读出。

不同扫描参数决定不同磁共振序列，而不同磁共振序列反映不同的图像对比度。序列和参数是磁共振临床应用中两大系统工程。了解了序列和参数的相关知识就能灵活运用各种参数调整序列以适应各种临床扫描需求。

第一节　磁共振2D及3D扫描

要获取磁共振图像，首先就必须要选择成像的区域（成像的范围，视野大小等）。

根据激发或者磁共振扫描的不同，可以把磁共振成像（或者磁共振扫描）分为以下几种模式：2D模式、3D模式、MS（多层）模式、M2D（多层2D）模式。其中：2D、MS、M2D都是二维（2D）扫描模式；而3D是三维（3D）扫描模式（图4-1）。

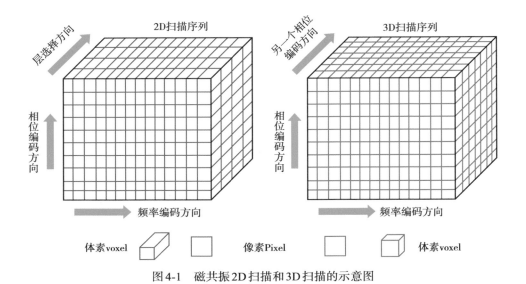

图4-1　磁共振2D扫描和3D扫描的示意图

　　2D扫描以层为单位，利用射频脉冲选择性地激发某一层，然后利用梯度编码进行这一层的空间定位，达到成像的目的。3D扫描是通过一个硬脉冲（带宽比较大）来激发整个成像范围，然后通过3个方向的梯度进行空间编码。所以，3D扫描的精髓在于通过射频脉冲激发所有成像区域，然后进行层面间和层面内的三维分隔。

　　需要强调一点：3D扫描≠薄层扫描。2D及3D只是磁共振扫描的模式，跟层的厚薄无关！有的序列是3D序列，但是可能设置的层厚比2D的序列还厚。

　　对于放疗模拟定位扫描来说，推荐尽量使用3D扫描，因为一般模拟定位要求层厚非常薄（1～3mm），如果采用2D扫描则由于层厚太薄，图像的信噪比很低，采用3D扫描则能弥补这种缺陷。其次，2D扫描首先是进行层面选择，然后再对层面进行编码，然而由于射频脉冲不可能是非常均匀的，所以激发的层面有可能不是完全均匀，特别是在FOV的边缘磁场均匀性并不是这么理想，层面间存在着形变的可能（图4-2）。而3D扫描则没有层面激发，采用第二个方向的相位编码，能够消除层面间的形变。

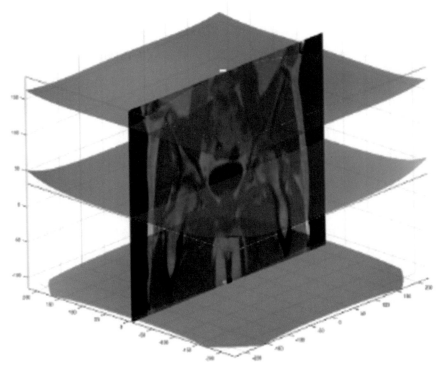

图4-2　2D扫描的边缘部分有可能出现层面间形变

采用3D扫描也需要注意，由于模拟定位多使用横断位进行图像采集，要防止3D扫描在层面间出现卷折伪影。另外，3D扫描的成像范围也不宜过大，否则容易造成两端图像质量下降。在扫描的时候可以使用系统自带的3D几何校正后处理进行必要的修正。

第二节　磁共振常用序列

一、序列的分类

磁共振序列多种多样，不同厂家序列命名也不完全相同。磁共振序列分类的方法很多，目前最主流的序列分类及命名方法是根据磁共振信号产生的机制对序列进行大体的分类。

射频脉冲激发后直接采集信号，得到的磁共振信号叫做自由感应衰减（free induction decay，FID）信号，该类序列被统称为FID序列。

射频脉冲激发后，采用180°重聚焦脉冲和读出梯度场的切换共同作用，得到的磁共振信号是自旋回波（spin echo，SE）信号，该类序列被统称为SE序列。在原有的SE序列的基础上，又可以做很多的序列结构改进和衍生得到不同的序列。例如：快速自旋回波（fast spin echo，FSE或turbo spin echo，TSE）序列。这一类依靠额外的射频脉冲（重聚脉冲）来产生磁共振信号的序列可以统称为自旋回波类序列。

射频脉冲激发后，仅采用读出梯度场的切换产生的信号是梯度回波信号，该类序列被统称为梯度回波（field echo，FE或gradient recalled echo，GRE）序列。梯度回波序列的信号比较复杂，其分型也比较多。

同时采集了自旋回波和梯度回波信号的序列，又被称为杂合序列或者混合序列。

二、序列权重及图像对比度

和CT图像一样，磁共振图像也是一种黑白灰度图，而磁共振图像中灰度主要反映的是组织的信号强度，信号强度越大在图像中表现为越亮（即越白），我们称这种组织在图像中表现为高信号；信号强度越小在图像中表现为越暗（即越黑），我们称这种组织在图像中表现为低信号。不同的灰度及明暗度就反映了图像对比度（contrast）。

影响磁共振图像信号的因素既有组织本身的特征性参数（T1、T2），也有扫描成像的条件参数。例如，对于最常见的SE序列来说，其信号强度可以用下面公式表示：

$$S_{SE} = \rho(H) \times (1 - e^{-TR/T1}) \times e^{-TE/T2} \times f$$

公式中S_{SE}代表这个自旋回波信号的强度；$\rho(H)$代表氢质子密度，我们知道磁共振信号的来源是氢质子，该参数反映组织氢含量；e是自然底数，是一个常数；T1和T2是成像组织的固有特征参数；TR和TE分别是扫描序列的参数，代表重复时间和回波时间；f代表与流体相关的因素，对于静态组织成像可以不考虑这个因素。

所以，磁共振图像的对比度不仅取决于成像组织本身，还和扫描的序列及参数有关。磁共振图像中的不同对比表示不同的信号强度，而信号强度的大小反映的是各种参数的综合作用。由于不是反映单个参数的特征，所以磁共振成像是一种多参数成像，理论上一幅图像的对比度不可能仅仅由某一参数单独决定。这就是磁共振图像的特点，也是区别于其他影像图像的首要特征。

不同的磁共振序列反映的是不同的磁共振图像对比，磁共振检查是一种多参数成像，磁共振图像的对比度是由多个参数综合作用决定的，这对我们解读图像是非常不利的。临床诊断中，需要把影响磁共振图像对比度的多个参数拆解开来，由于组织的特征性参数是固有的、不变的，所以在实际操作中只能通过修改扫描参数来达到这个目的。

加强某一个参数对图像信号强度的影响，以突出这种参数在图像对比度中的作用，这种磁共振图像就叫做加权像（weighted imaging，WI）。临床中所使用的常规磁共振图像基本上都是加权像，不同加权像能够突出不同参数对图像的主要决定作用。比如T1加权像主要是反映组织T1值对图像灰度的影响；T2加权像主要反映组织T2值对图像的影响。在说明磁共振图像表现的时候，必须要首先说明该图像是哪种权重的加权像，这样解读图像才有意义。描述某种参数为主的加权像一般以该参数后面跟一个大写的WI来表示，如T1加权像（T1 weighted imaging，T1WI）、T2加权像（T2 weighted imaging，T2WI）、质子密度加权成像（proton density weighted imaging，PDWI）等。

SE序列中，最重要的两个参数就是重复时间（time of repetition，TR）和回波时间（time of echo，TE）。这两个参数直接决定SE序列图像的对比度（图4-3）。

回波时间是指从射频脉冲开始到产生磁共振信号之间的时间，单位一般采

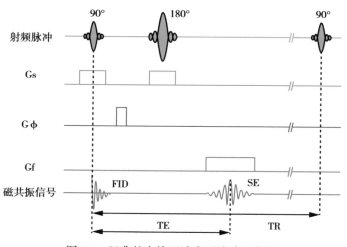

图4-3　经典的自旋回波序列脉冲示意图

用毫秒（ms）。在SE序列中，TE特指90°射频脉冲到自旋回波最大信号幅度形成的时间。TE越长，从射频激励到信号采集之间间隔时间越长，组织横向磁化矢量衰减越明显。TE的长短主要是影响组织的横向弛豫程度。

　　重复时间是指相邻两次射频脉冲之间的时间间隔，单位也采用毫秒（ms）。在SE序列中，TR特指相邻两次90°射频脉冲之间的时间间隔。TR的长短可以影响组织的纵向弛豫程度。

　　T1WI又叫做T1加权像，主要反映组织T1值差异的图像对比度。采用短的TR和短的TE一般能得到T1权重的图像（图4-4）。T1WI一般主要显示组织的解剖结构，如在头颅中，T1WI图像上，白质显示为稍高信号（图像中表现为更亮、更白），灰质显示为中等信号（图像中表现为灰色），脑脊液显示为低信号（图像中表现为更暗、更黑），是非常符合组织解剖对比的。

　　在T1加权像上，组织的T1值越小，代表纵向弛豫越快，恢复的磁化矢量越多，激发后水平方向上的信号强度越大，反映在图像上就是越亮、越白；组织的T1值越大，则纵向弛豫越慢，恢复的磁化矢量越少，激发后水平方向上的信号强度越小，反映在图像上就是越暗、越黑。脂肪组织是短T1，所以在T1WI上表现为高信号；自由水的T1值很长，一般达到4000ms以上，在T1WI上表现为低信号。如图4-5所示，分别是放疗模拟定位扫描的头颅和盆腔的

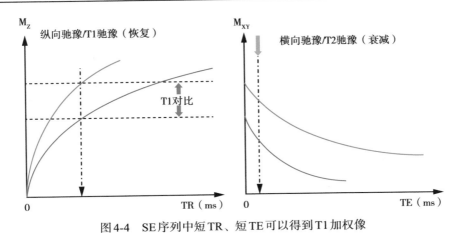

图4-4 SE序列中短TR、短TE可以得到T1加权像

T1WI序列，可以发现液体组织（头颅里的脑脊液和膀胱里的尿液）在T1WI中表现为低信号，而脂肪组织则表现为明显的高信号，对比突出。

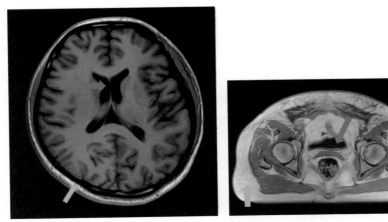

图4-5 T1WI对比图像

注：蓝色箭头所示液体呈低信号，黄色箭头所示脂肪组织呈高信号。

T2WI 又叫做T2加权像，主要反映组织T2值差异的图像对比度。采用长的TR和长的TE一般能得到T2权重的图像（图4-6）。T2WI图像一般用于显示病灶比较敏感，大部分病灶含水量增高，反映在T2WI图像中表现为高信号（图像中表现得更亮、更白），容易显示。

在T2加权像上，组织的T2值越小，代表横向弛豫越快，水平方向衰减的

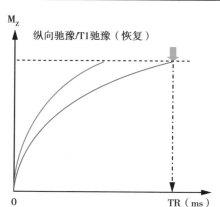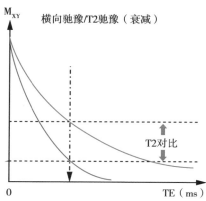

图 4-6　SE 序列中长 TR、长 TE 可以得到 T2 加权像

信号越多，反映在图像上就是越暗、越黑；组织的 T2 值越大，横向弛豫则越慢，残留在水平方向的磁化矢量越多，信号强度越大，反映在图像上就是越亮、越白。纯液体的 T2 值非常长，达到 2000ms，在 T2WI 上表现为高信号；肌腱、韧带等组织 T2 值非常短，在 T2WI 上表现为低信号；脂肪组织的 T2 值并不长，然而在 T2WI 中大部分情况下表现为高信号，这是由于临床采用的都是快速自旋回波序列，该序列有多个 180° 重聚脉冲会导致脂肪组织的信号增高。在 T1WI 上，液体一般表现为低信号，而 T2WI 则正好相反。如图 4-7 所示，分别为模拟定位扫描得到的头颅和盆腔的 T2WI，可以发现无论是液体还

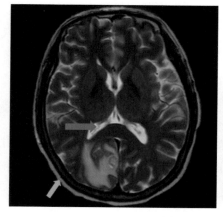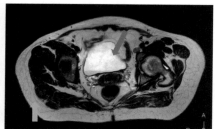

图 4-7　T2WI 对比图像

注：蓝色箭头所示液体呈高信号，黄色箭头所示脂肪组织也呈高信号。

是脂肪组织在 T2 加权像中都表现为高信号。

　　有时候为了区分液体和脂肪组织，会在 T2WI 的序列上额外增加一个脂肪抑制技术，把高信号的脂肪抑制掉，这样能够突出液体信号，这种加了脂肪抑制技术的 T2WI 序列又叫 T2WI FS（fat suppression）序列。

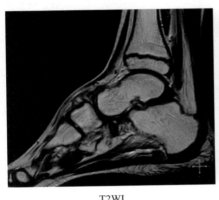 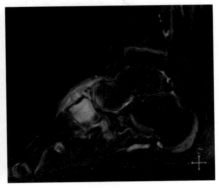

T2WI　　　　　　　　　　　　　　T2WI FS

图 4-8　T2WI 和 T2WI FS 的比较

　　图 4-8 所示，左边是常规的 T2WI，右边是同层的 T2 WI FS，右边图像的脂肪组织高信号都被抑制了，变成低信号，这样能够突出液体信号。这一病例中高信号的脂肪组织被压掉，更好地反映了骨髓水肿情况。

　　除了抑制脂肪组织，还可以将 T2WI 序列中长 T1 的液体组织信号给抑制掉，这种序列叫做液体衰减反转恢复（fluid attenuated inversion recovery，FLAIR），一般是用在 T2 加权像上，所以该序列通常写作 T2FLAIR 序列。T2FLAIR 序列就是将长 T1 组织的液体信号抑制，从而突显颅脑内的一些小病灶及脑室周围病变。这种序列的对比度是 T2，但是和常规 T2WI 序列不同的是，在头颅中脑脊液的高信号被抑制掉了，这样能够突出病灶和水肿区信号的显示。

　　图 4-9 所示，左边是常规的 T2WI，右边是同层的 T2 FLAIR，可以发现和 T2WI 相比，在 T2 FLAIR 图中，脑脊液的高信号被抑制掉了。这个序列在头颅扫描中应用得非常多。

　　PDWI 又叫做质子密度加权成像，主要反映组织中氢质子密度差异的图像

65

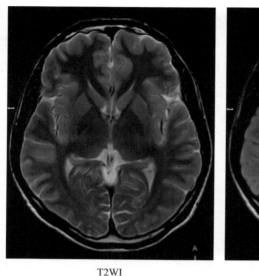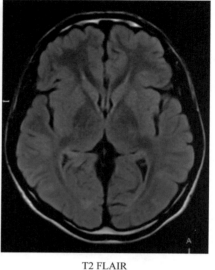

T2WI   T2 FLAIR

图4-9　T2WI和T2 FLAIR比较图

对比度。采用长的TR和短的TE一般能得到PD权重的图像（图4-10）。PDWI图像在骨关节扫描中应用得比较多，在放疗模拟定位中几乎很少采用。

在质子密度加权成像上，组织的单位体积内含氢质子数目越多，则信号强度越大，反映在图像上就越亮、越白；反之亦然。

SE序列结构比较简单，信号变化容易解释；图像具有良好的信噪比、组织对比良好；并且对磁场的不均匀敏感性低，磁化率伪影很轻微（图4-11）。

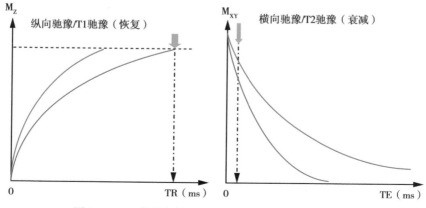

图4-10　SE序列中长TR、短TE可以得到质子加权像

但是SE序列一次激发仅采集一个回波，序列采集时间较长；体部MRI时容易产生伪影；由于扫描时间长，难以进行动态增强扫描。目前临床多用于T1WI图像，而且以1.5T居多。扫描部位多用于头颅、脊柱及骨关节软组织。

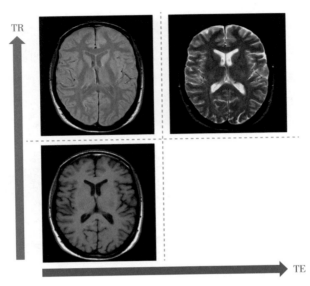

图4-11 不同对比度的图像表现

表4-1 SE序列中不同对比度的参数特点

	短TR	长TR
短TE	T1WI	PDWI
长TE	/	T2WI

表4-1有助于大家记忆：

短TE短TR→T1WI

长TR长TR→T2WI

短TE长TR→PDWI

为了解决扫描时间长的问题，基本上目前大部分情况下采用的是快速自旋回波（turdo spin echo，TSE）序列来扫描。

除了SE和TSE序列，梯度回波序列也是磁共振中常用的序列类型。梯度回波序列采用读出梯度场的正反切换产生信号。其主要特点是扫描速度更快。由于没有采用180°重聚焦脉冲来形成自旋回波信号，梯度回波序列磁场的均匀性比较敏感。梯度回波序列同样可以根据不同参数得到不同对比度的图像，如T1WI、T2*WI、PDWI等。

梯度回波序列中的TE、TR远远小于自旋回波序列。由于TR都非常短，所以决定图像对比度的主要参数为：射频脉冲翻转角和回波时间（TE）（表4-2）。和自旋回波序列不同的是，梯度回波序列对磁场均匀性非常敏感，对于植入物、磁场不均匀的含气腔道容易产生伪影。

表4-2　梯度回波序列中不同权重图像的参数特点

	短TE（8～15ms）	长TE（20～60ms）
小翻转角（5°～20°）	PDWI	T2*WI
大翻转角（45°～90°）	T1WI	/

三、磁共振增强扫描

和CT扫描一样，磁共振扫描也分为平扫和增强扫描。磁共振增强扫描也就是注射扫描，通过注射外源性对比剂从而进一步提高组织对比度。所谓的对比剂（原来也叫造影剂）是指通过某种途径引入体内后，使某些组织、器官与周围组织结构的图像产生更大的对比的物质。

磁共振对比剂和CT对比剂增强的原理不同。磁共振的图像对比主要是通过不同序列参数及组织自身的弛豫决定的，而磁共振对比剂能够改变组织弛豫从而影响对比。需要注意的是磁共振对比剂本身不产生信号，而是通过改变正常组织或者病变组织的弛豫时间，达到影响图片对比的目的。

在临床诊断中，经常会使用对比剂进行增强扫描，其主要作用如下。

（1）发现平扫中未显示的小病变，提高病灶的检出率。

（2）通过动态增强扫描观察对比剂的时间-信号强度曲线，从而判断肿瘤组织血供特点，为诊断进一步提供信息（鉴别诊断良恶性）。

（3）显示血管信息。

根据对比剂作用后对图像的影响，一般可以把磁共振对比剂分为阳性对比剂和阴性对比剂。阳性对比剂主要表现为对比剂导致强化组织T1弛豫时间缩短，在T1WI上表现为高信号，也就是使得增强区信号升高，在图像上更亮。阴性对比剂刚好相反，对比剂使得强化组织的T2值，在T2WI上表现为低信号，也就是使得增强区信号下降，在图像上更暗。

临床最常用的磁共振对比剂是顺磁性的钆剂，如Gd-DTPA。Gd离子带有3个正电荷，含有7个不成对电子，是一种顺磁性很强的金属离子，能够显著缩短组织的T1弛豫时间。在浓度不高的时候，其主要效果是缩短组织的T1弛豫时间；而在浓度比较高，大剂量注射的时候，它还能显著缩短周围组织的T2及T2*弛豫时间。

根据磁共振增强扫描的不同，可以将其分为普通增强和动态增强扫描。普通增强也就是注射对比剂后开始扫描，没有特殊的要求。而动态增强扫描则需要结合血流动力学特点，选择多时相扫描，得到时间-信号强度曲线，用于鉴别病变良恶性或者分析肿瘤组织血供特点。

普通增强扫描一般选择T1WI，注射对比剂后由于对比剂会缩短强化组织的T1弛豫时间，在T1WI图像上表现为信号增强，强化区域图像变白。由于脂肪组织在T1WI上也表现为高信号，所以为了更好地显示强化组织，增强扫描的T1WI序列都会进行脂肪抑制。

大部分肿瘤组织由于血供原因增强扫描都会强化，而头颅部位的增强扫描强化机制主要包括两类：其一是血管内强化，由于血供改变，局部血容量或者血流量增强导致强化；其二则是血管外强化，主要原因是血脑屏障被破坏导致通透性增加，对比剂外溢使得图像信号增强。

在放疗中，增强扫描的主要作用是提高小病灶的检出率，增加肿瘤组织实质区域的对比以满足更精确的靶区勾画（图4-12、图4-13）。

图4-12所示，左边是平扫的T1WI，右边是相同层面的增强扫描T1WI脂肪抑制。可以发现左边平扫完全没有显示的病变，经过增强扫描后得以清晰显示。

图4-13所示，分别是同一个患者同一层面的不同序列：平扫T2WI、

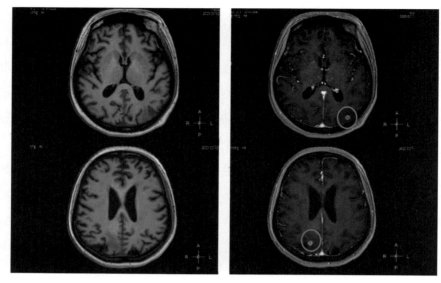

图4-12 增强扫描提高小病灶的检出率

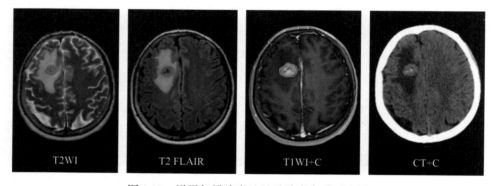

图4-13 增强扫描清晰地显示肿瘤实质区边界

T2 FLAIR及T1WI增强扫描（T1WI＋C和CT）增强扫描。可以看出增强扫描后，肿瘤实质区强化明显，边界清楚。而在T2WI及T2 FLAIR上显示的周围高信号为瘤周水肿区。

总之，磁共振增强扫描在临床中也非常重要，特别是对于肿瘤组织的显示。在进行脑转移瘤筛查及检出小病变中有重要的作用，所以头颈部放疗做增强扫描的意义很大。

第三节 序列的名称

磁共振序列有成千上万种，鉴于磁共振序列开发的灵活性，各制造商之间的差异性以及设计序列人员及机构的版权性，目前磁共振序列的名称及命名是比较杂乱的。不同类型的序列名称不同或者同一类型的序列由于厂家不同名称也不相同，这给使用者学习及交流带来不便，很多序列名称容易混淆，所以了解不同厂家的主要序列是非常重要的。

为了便于交流和大家理解，大部分序列采用约定俗成的通用名称，如自旋回波序列（SE序列）、快速自旋回波序列、梯度回波序列等。下面是不同类型序列的通用名称和不同厂家名称之间的对比表（表4-3）。

表4-3 不同厂家主要序列名称对照表

序列通用名称	飞利浦	西门子	通用电气
自旋回波序列	SE	SE	SE
快速自旋回波序列	TSE	TSE	TSE
反转恢复序列	IR TSE	Turbo IR	TSE-IR
梯度回波序列	FFE	GE	GRE
扰相梯度回波序列	T1-FFE	FLASH	SPGR
平衡式稳态自由进动序列	B-TFE	True FISP	FIESTA
梯度回波DIXON序列	mDIXON FFE	DIXON VIBE	LAVA-Flex
自旋回波DIXON序列	mDIXON TSE	DIXON	IDEAL
3D快速自旋回波序列	VISTA/VIEW	SPACE	CUBE

虽然序列的名称各不相同，但是对于一些临床使用频率非常高的序列，存在一些约定俗成的表达或者简写。

自旋回波（spin echo，SE）序列，一般可以简写为SE序列，这种没有加特殊说明的SE序列就代表经典的自旋回波序列。

梯度回波（gradient recall echo，GRE或者fast field echo，FFE）序列，可

以简写为GRE或者FFE。和SE序列不同的是，梯度回波序列种类特别多，一般在描述的时候都会对其进行特定的描述，所以使用简称的情况比较少。

一般在描述或者表示某一个常规序列的时候，通用的表达原则是先描述序列的权重及对比度（T2WI、T1WI、PDWI、FLAIR等），然后再描述序列的类型（自旋回波、快速自旋回波、梯度回波、平面回波等），没有特别说明的话一般默认的是2D扫描序列，如T2WI TSE代表2D的快速自旋回波T2权重序列、T1WI FFE代表2D的梯度回波T1权重序列。而如果是3D扫描，则会加以说明，如3D T2 FLAIR表示3D的T2 FLAIR序列。

第四节　磁共振功能序列介绍

和CT相比，MR的另一大优势就是除了能进行结构成像，显示组织解剖结构，还可以进行功能成像，反映组织的一些功能特性。根据扫描序列成像的目的又可以将序列分为普通解剖结构序列，如常规的T1WI、T2WI等以及功能成像序列。

常用的磁共振功能成像序列主要是弥散（扩散）加权成像[①]（diffusion weighted imaging，DWI）、弥散张量成像（diffusion tensor imaging，DTI）、灌注加权成像（perfusion weighted imaging，PWI）和磁共振波谱（magnetic resonance spectroscopy，MRS）分析等。

一、弥散（扩散）加权成像

DWI属于磁共振功能成像技术中的一种，是目前在活体上测量水分子弥散运动的唯一无创性方法。diffusion这个单词在英文中代表扩散、弥散，其定义主要是指分子在温度驱使下进行无规则的、相互碰撞的、相互超越的运动，也就是布朗运动（brownian motion）。DWI主要用于检测水分子的弥散运动情况，那么通过磁共振技术是如何做到呢？

---

① diffusion可译为扩散、弥散。2020年全国科学技术名词审定委员会审定公布的《医学影像技术学名词》规定"弥散加权成像"为规范名词，作者认为扩散更强调一种物理状态且实际应用较多，故此处使用"弥散（扩散）"，下同。

如图4-14所示，在一个普通的自旋回波序列的180°重聚脉冲两侧，施加一对额外的梯度即可检测水分子的弥散运动。图中这对额外的梯度被称为运动检测梯度场（motion probe gradient，MPG），或者又叫做弥散敏感梯度场。正是通过这对梯度场，从而达到检测水分子（质子）扩散的目的。这对梯度场的幅度相同，持续时间相同，也就是梯度场面积相同，由于在180°重建脉冲的两侧，所以它们对质子的效应是刚好相反的。

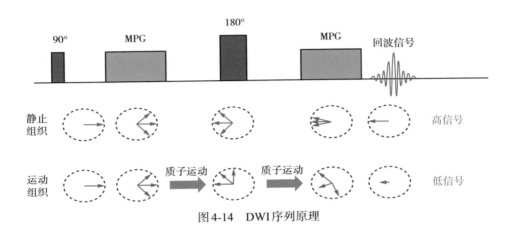

图4-14 DWI序列原理

对于静止组织：第一个梯度场使其自旋质子的相位加速散开，接下来180°脉冲使得各位置的质子相位发生反转，再经历了相同大小的第二个梯度场，使得第一个梯度场造成的散相得到重聚，质子之间的相位变化被完全纠正。刚好在回波时间得到的信号最大，此时静止组织经过了这一对运动检测梯度场后刚好处于同相位，产生最大的信号。

对于运动的组织：同样第一个梯度场使运动组织中的自旋质子相位发生偏移。施加梯度场这段时间，物体自身也在运动，由于质子的运动不同，感受到的梯度场作用也不同。180°脉冲之后质子的相位发生反转，接着施加场强相同的第二个梯度场，第一个梯度场造成的相位变化就不能被第二个梯度场完全纠正。运动速率越快，质子之间的相位差异越大，得到的磁共振信号越小。所以，对于运动组织，经历了这一对运动检测梯度场后，产生的磁共振信号有所衰减，其衰减的程度和水分子运动的速率（弥散程度）呈正相关。

所以，在DWI序列中，静止的组织一般表现为高信号，而运动的组织则表现为低信号，运动速率越快，则在DWI图像中其信号越低，反映在图像中表现为越黑。

DWI序列广泛地应用于临床磁共振扫描中，特别是神经系统、肝等，该序列对于早期的脑梗死非常敏感。早期脑梗死，由于还处于细胞毒性水肿的病理改变阶段，在CT和普通磁共振图像中并没有异常表现。而细胞毒性水肿导致细胞增大，细胞周围间隙缩小，水分子弥散运动受到限制，扩散速率变慢，所以通过DWI扫描能够灵敏地发现其变化。另外，对于大部分肿瘤性疾病，其细胞密度增大、细胞数目增多也可以导致周围组织间隙变小从而限制水分子的弥散，所以也可以通过DWI序列及早地探测。

理论上，施加的这一对弥散敏感梯度场越大，则DWI序列对水分子的弥散越敏感。如何来量化DWI序列对水分子弥散的检测能力呢？这里引入了一个B值，即弥散敏感因子，该值的大小和这对弥散敏感梯度相关，是一个数学表达式，如图4-15所示。

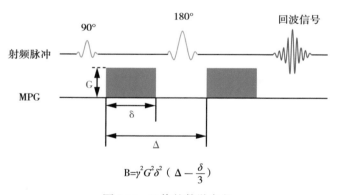

$$B=\gamma^2 G^2 \delta^2 \left(\Delta - \frac{\delta}{3}\right)$$

图4-15　B值的数学意义

B值就是反映DWI序列对于水分子运动检测的效能的一个定量指标，它的单位是s/mm^2。B值大小与弥散敏感梯度场大小G、弥散敏感梯度场持续时间δ、两个梯度场施加的时间间隔Δ都有关。其数学表达式如图4-15所示。增加上面任何一个值都可以增加B值，也就是增加DWI序列对水分子弥散的检测灵敏度。一般来说，弥散敏感梯度场大小G是有极限的，所以当需要非常高的B值时，一般采用的是增大梯度的持续时间δ，这样就会延长最后的回波时间TE，导致图像信噪比下降。

综上所述，B值越大，DWI序列对运动越敏感，但是图像信噪比越低。所以在临床设置的时候，要权衡图像质量来选择合理的B值。比如，头颅DWI一般选择B＝1 000，腹部扫描一般选择B值范围为500～800。

DWI序列除了和常规磁共振序列一样，通过观察图像的灰度来判断信号高低从而推测病变，该序列还可以进行定量测定。

一般进行两个B值的扫描就可以计算出一个定量图，这个图又称为表观弥散系数（apparent diffusion coefficient，ADC）图。表观弥散系数（ADC）反映的是组织的弥散运动能力，由于弥散系数比较复杂，还受温度、pH、序列等影响，所以称为表观弥散系数。完成DWI扫描后，通过计算，还可以得出定量的ADC图。通过测量该图中不同组织或者体素的ADC值可以进行定量检测，通过ADC值的定量可以对放射治疗的疗效作出评估，而随着治疗的进展，ADC值也会发生相应的变化。

需要注意的是ADC值及得出的ADC图可以用于定量评估组织及体素的弥散运动情况，但是不同厂家设备或者不同场强测量出来的ADC值可能存在一些差异。另外不同的B值计算出来的ADC值也会存在不同，所以在描述ADC值的时候，最好注明是用哪几个B值算出来的。

如图4-16所示，是一个常规的头颅DWI序列扫描。采用两个B值（0和1000），扫描完后分别得到B＝0的DWI图和B＝1000的DWI图以及计算后生产的ADC图。B＝0的时候类似于不施加弥散敏感梯度，而在B＝1000的图像上清楚地观察到右侧额叶高信号，ADC图该部位表现为低信号，代表ADC值降低，说明这个部位水分子的弥散受限，进一步证实了DWI上高信号是由于水分子受限导致的，该患者是一个急性脑卒中的病例。

DWI序列虽然对于一些肿瘤性病变比较灵敏，但是由于该序列采用EPI采集，图像会存在一些EPI相关的伪影，主要包括：图像变形（distortion）、磁敏感伪影（susceptibility）、脂肪位移等。所以在放疗中使用DWI图像要非常谨慎，该序列的主要作用是用于反映病灶及探测一些转移瘤或者淋巴结，不推

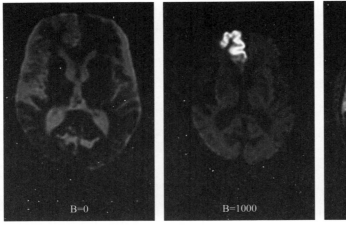
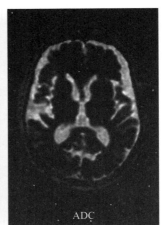

图4-16　头颅DWI及ADC图

荐直接使用DWI图像进行靶区勾画。

图4-17是典型的DWI图像的一些相关伪影表现，在组织交界区或者磁敏感变化大的区域（如鼻窦、颅底）容易产生图像形变及磁敏感伪影。而对于腹

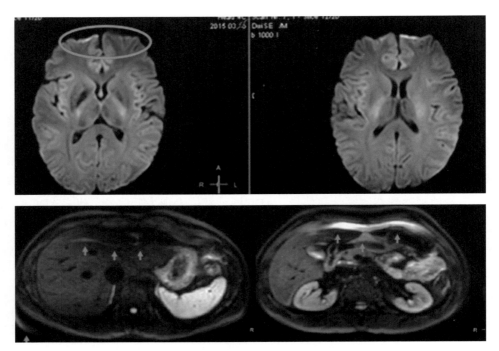

图4-17　DWI图像的相关伪影

部DWI图像，如果脂肪抑制不彻底则容易产生脂肪位移。

近几年随着新技术的发展，无形变DWI技术在改善DWI图像质量方面有很大的进步，部分新的DWI序列甚至可以用于靶区勾画，如DWI-TSE序列，采用TSE采集代替EPI，得到的DWI图像基本上没有形变可以用于靶区的勾画。荷兰乌特勒支大学医学中心采用磁共振多参数多模态序列扫描，比较了分别采用T1WI、T2WI、增强T1WI、DWI-TSE序列的B＝800图和ADC图进行喉癌的靶区勾画，最后与病理结果进行比较，发现采用DWI-TSE序列得到的ADC图勾画的靶区和病理结果最相似，说明了无形变的DWI序列及ADC图对于生物靶区的识别可能比常规的磁共振序列更准（图4-18）。

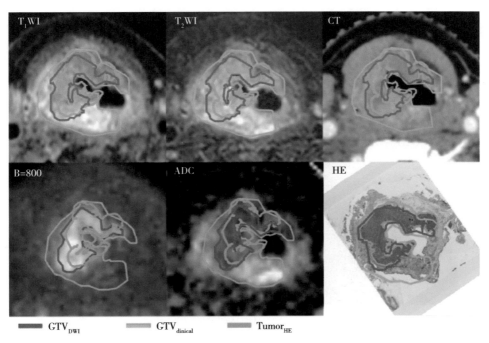

图4-18　无形变的DWI序列及ADC图勾画的靶区和病理结果

最后需要注意，常规诊断扫描DWI的层厚一般比较厚，这是为了提高其图像信噪比，而放疗模拟定位扫描层厚都非常薄。所以，在应用DWI序列的时候，可以适当增加层厚，不一定要和常规解剖序列T1WI、T2WI一致。可以将DWI序列的层厚设置为常规T1WI及T2WI等解剖序列的整数倍，如常规

T1WI序列采用2mm层厚，DWI可以把层厚增加到4mm或6mm以提高图像信噪比。这样进行图像配准的时候也可以保证2～3层图像对应一层DWI。另外，放疗模拟定位体位进行DWI扫描的时候，由于线圈和人体体表会有一些距离，导致DWI图像的信噪比会显著下降，相比于放射诊断扫描，放疗模拟定位的DWI成像图像质量会大打折扣。

二、弥散张量成像

DTI主要用于描述水分子弥散方向特征的MR技术，通过在DWI基础上施加6～55个（可能更多）非线性方向梯度场获取弥散张量图像；DTI采用单次激发自旋回波－平面回波序列（SE-EPI）进行扫描。DTI技术是目前唯一能在活体中显示神经纤维束的走行、方向、髓鞘等信息的MR技术，其定量值各向异性分数（fractional anisotropy，FA）可以进行纤维束的追踪，并且可以用于定量判断，能发现白质早期损伤的病理改变，还可为临床治疗和预后提供参考（图4-19）。

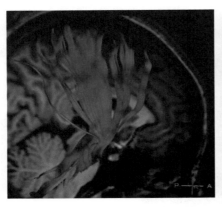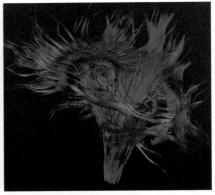

图4-19　DTI对白质纤维束追踪图

对于放疗模拟定位，DTI的用途相对比较少，一般常规不用进行该序列扫描。

三、磁共振灌注加权成像

磁共振灌注加权成像（perfusion weighted imaging，PWI）是一个相对比较笼统的叫法灌注（perfusion），主要是描述血流通过组织血管网的情况，通过测量一些血流动力学参数，来无创地评价组织血流动力学状态的技术。根据不同成像方式和不同目的，灌注加权成像可以分为很多种类。根据是否需要注射对比剂，可以把磁共振灌注加权成像分为打药灌注（需要注射对比剂）和不打药灌注。

打药灌注主要包括动态磁敏感对比（dynamic susceptibility contrast，DSC）成像和动态对比增加（dynamic contrast enhanced，DCE）成像。

DSC主要用于神经系统，通过团注对比剂，进行动态的T2*WI序列扫描，由于钆剂的顺磁性效益会缩短周围组织的T2及T2*值，导致信号下降，利用时间–信号曲线来计算相应的灌注参数，如脑血容量（cerebral blood volume，CBV）、脑血流量（cerebral blood flow，CBF）、平均通过时间（mean transit time，MTT）、达峰时间（time to peak，TTP）等来提供血流动力学信息。

DCE主要用于非神经系统的其他部位，以T1WI序列为主，通过注射对比剂后，连续扫描多个动态得到相应的灌注参数。这些参数包括：容积转移常数（ktrans）、速率常数（kep），主要反映血管通透性。该序列可以用于评估治疗反应。动态对比增强扫描得到的时间信号强度曲线也可以反映肿瘤组织的血供特点，为良恶性评估提供额外的信息。

不打药灌注主要是指动脉自旋标记技术（arterial spin labeling，ASL），该技术主要采用内源性标记，通过射频脉冲标记血液质子来实现灌注加权成像。ASL的最大优势是无需使用对比剂，无须注射。

另外高级的体素内不相干运动（intravoxel incoherent motion，IVIM）-DWI也可以通过扫描多个B值计算出相关的灌注分数f（图4-20）。

图4-20所示为鼻咽癌患者治疗前及治疗中的MRI常规解剖T2WI及功能IVIM成像比较，可以发现无论是病灶大小及定量参数都有明显变化，可以进行疗效评估。

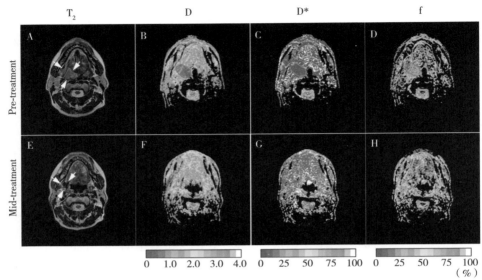

图4-20　IVIM扫描图

注：得到多个定量参数，包括灌注分数f。

四、磁共振波谱成像

磁共振波谱（magnetic resonance spectroscopy，MRS）是利用质子在化合物中共振频率的化学位移现象测定化合物成分及其含量的监测技术，是目前唯一能无创地检测活体器官和组织代谢、生化、化合物的定量分析方法。通过短的射频脉冲以激励原子核，采集到信号，将这种信号通过傅里叶变换转变成波谱。主要原理是依据化学位移和J耦合两种物理现象。目前MRS在颅内占位性病变及乳腺等部位病变的诊断和鉴别诊断中起着重要参考价值，有助于鉴别脑内原发肿瘤和转移瘤等，乳腺通过观察胆碱的含量来鉴别肿瘤的良恶性。

MRS根据成像的空间定位感兴趣区（volume of interest，VOI）可以分为单体素（single voxel）和多体素。单体素就是只探测一个立方体内的代谢物，得到的是反映该体素内的代谢物相对含量的图表，而不是影像，如图4-21所示。

多体素MRS得到的感兴趣区内多个体素的代谢物含量相对图表，并且可以生成化学位移图（chemical shift imaging，CSI），图像反映不同代谢物的相对含量（图4-22）。

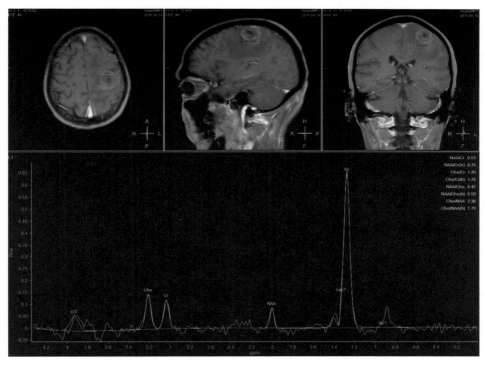

图 4-21　单体素 MRS 得到反映该体素内代谢物相对含量的图表

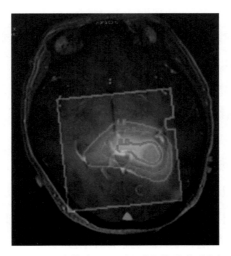

图 4-22　多体素 MRS 得到的化学位移图

　　MRS 在放疗定位中应用非常少，主要通过探测代谢物对病变定性提供额外的信息。MRS 得到的主要是图表，所以对靶区勾画价值不大。但是如果采用多体素得到化学位移图，则有可能可以为肿瘤区提供额外的信息。

五、氨基质子转移成像

氨基质子转移成像[①]（amide proton transfer imaging，APTI）是最新的一种磁共振分子影像学技术，是化学交换饱和转移（chemical exchange saturation transfer，CEST）技术的一种。APTI通过先进的射频系统性能和序列优化设计，可以探测组织内氨基质子的含量，从而反映人体内蛋白质浓度的变化。由于肿瘤组织内细胞新陈代谢比正常细胞旺盛，其蛋白质浓度（氨基质子浓度）会显著高于邻近的正常组织，通过APTI可以灵敏地显示这一差异，对于肿瘤边界的精确测定有很大指导价值。

APTI目前的临床应用主要在神经系统，是一种很有前景的磁共振分子成像技术，已经在神经中枢肿瘤的科研应用中取得了大量成果，包括肿瘤的诊断鉴别、分级分期、早期疗效评价、复发坏死区分、肿瘤异质性评价、肿瘤活检指导等。

APTI对于脑胶质瘤的分期及疗效评估有非常大的帮助。研究表明，在高级别胶质瘤中，肿瘤的活性核心具有比周围显著增高的APT效应，而坏死组织的APT测量值比较低。常规的磁共振扫描技术，包括增强扫描，对于肿瘤复发和放疗引起的组织坏死常常无法区别，而采用APTI，则可以通过比较APT加权图及进行APT定量来进行鉴别。

另外对于脑胶质瘤，APTI还可以有效地判断胶质瘤的级别。常规磁共振技术，对于脑胶质瘤级别的判读主要基于T1WI增强扫描。理论上低级别胶质瘤（WHO Ⅰ级和Ⅱ级），进行增强扫描后表现为不强化或者轻微强化；高级别胶质瘤（WHO Ⅲ级和Ⅳ级）注射对比剂后明显强化。而实际情况是，部分低级别胶质瘤注射对比剂后会明显强化；而还有部分高级别胶质瘤，注射对比剂后强化不明显。这样单纯采用常规磁共振技术和增强扫描来对胶质瘤进行分级，会造成假阳性和假阴性。APTI技术对于胶质瘤的分级准确性非常高，可

---

① 2020年全国科学技术名词审定委员会审定公布的《医学影像技术学名词》规定"氨基质子转移成像"为规范名词，此技术主要是通过射频脉冲饱和在8.25 ppm处的酰胺质子来实现的，故"酰胺质子转移成像"一词在实际应用中也较为多见，二者同义。

以用于术前的肿瘤分级及预测预后。

如图4-23所示，患者术后进行磁共振模拟定位扫描，APTI图中可见左侧红箭头所示病灶，反映胶质瘤复发。

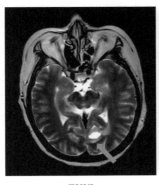
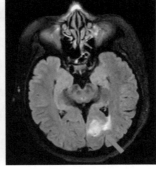
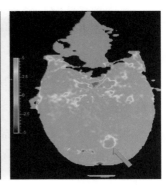

T2WI　　　　　　　　　　　T2 FLAIR　　　　　　　　　　APTI

图4-23　APTI在放疗中的应用

第五节　模拟定位序列和诊断序列的差异

磁共振放疗模拟定位扫描要求和放射诊断扫描要求不同，放疗模拟定位扫描的难度远远大于放射诊断，原因主要如下（表4-4）。

表4-4　诊断扫描序列和放疗模拟定位扫描序列的区别

诊断扫描序列	放疗模拟定位扫描序列
扫描定位线根据人体解剖特征调整角度	扫描定位线不能调整角度
扫描层厚一般比较厚	薄层扫描或容积扫描
对空间精准度要求不高	对空间精准度、图像形变要求非常高
根据需要选择成像视野	大视野成像，扫描范围大，包括所有皮肤组织及轮廓
以2D序列为主，一般有层间距	以3D序列为主，层间距为0
根据不同解剖部位，采用各种方位扫描	扫描方位均采用横断位扫描
低采集带宽，提高信噪比	高采集带宽，减少化学位移
优先考虑信噪比及图像对比度	优先考虑图像精准度
不一定适用几何校正	采用几何校正
扫描体位根据扫描需求调整	用体位固定装置与CT模拟定位一致

放疗模拟定位扫描中，线圈不能直接接触或者包裹患者。因为患者在放射治疗或者CT模拟定位扫描中，体位是躺在平板上，不能有任何东西从外部压迫患者，改变患者体表轮廓及位置。所以放疗模拟定位扫描时，信号接收线圈是不接触身体的。接收线圈离成像物体越近，图像信噪比越高，而模拟定位扫描线圈离组织是有一定距离的，所以得到的图像信噪比会比普通放射诊断图像差。

放疗模拟定位扫描的层厚一般非常薄，大部分情况在1～3mm；而放射诊断根据不同部位，层厚一般在4～8mm，层厚越薄，信噪比（SNR）越低。

放疗模拟定位，由于需要图像配准以及与治疗时保持一致，方便制定放疗计划，图像定位不加任何角度。而普通诊断扫描，可以调整角度，以最好的解剖角度显示。

在扫描定位中，放疗模拟定位扫描和普通诊断扫描最重要的一个区别是不调整角度，必须要保证成像定位框角度信息都为0，得到完全没有角度的横断位图像。其次，模拟定位扫描对于图像的空间精确度要求比较高，所以一般采用高采集带宽以尽量减少化学位移。在普通诊断扫描中，有时候为了诊断需要，会进行小视野的扫描；而模拟定位则必须要采用大视野成像，将所有组织及轮廓都覆盖以便于进行后期图像的配准。虽然磁共振可以任意方位成像，但是模拟定位扫描一般以横轴位为主，这是由于在放疗计划系统中靶区勾画都是在横轴位上进行的。

完成扫描定位画线之后，最好检查一下扫描框的角度信息，确保3个方位角度信息为0，如图4-24所示。

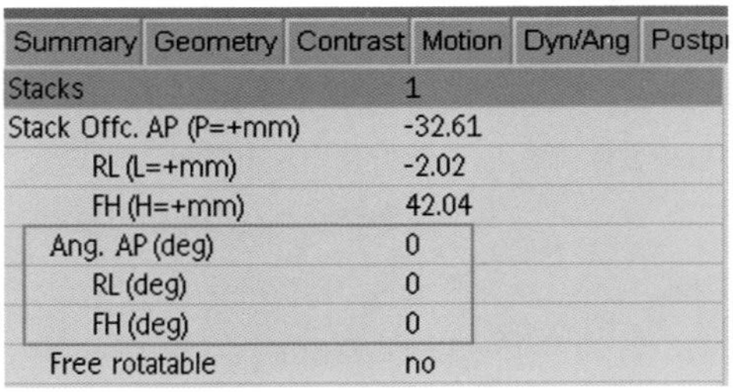

Summary	Geometry	Contrast	Motion	Dyn/Ang	Postp
Stacks			1		
Stack Offc. AP (P=+mm)			-32.61		
RL (L=+mm)			-2.02		
FH (H=+mm)			42.04		
Ang. AP (deg)			0		
RL (deg)			0		
FH (deg)			0		
Free rotatable			no		

图4-24　扫描定位画线不能打角度

另外一点就是，由于放疗对几何精准度要求非常高，模拟定位扫描的序列在设置的时候应该使用几何校正（geometric distortion correlation）等功能参数，这样可以尽量减少图像周边的形变。大部分厂家的磁共振系统都有这种几何校正功能，可以在扫描序列中设置好这种后处理参数，如图4-25所示。

Summary	Geometry	Contrast	Motion	Dyn/Ang	**Postproc**	Offc/Ang	Coils	Conflicts	<<

Preparation phases	full	Total scan duration	04:37.8
Interactive F0	no	Rel. SNR	1
Quick Survey	default	Act. TR/TE1/TE2 (ms)	5.1 / 1.46 / 2.9
MIP/MPR	no	ACQ matrix M x P	332 x 332
SWIp	no	ACQ voxel MPS (mm)	1.51 / 1.51 / 3.00
▶ mDIXON images		REC voxel MPS (mm)	0.98 / 0.98 / 3.00
Reference tissue	Liver	Act. slice gap (mm)	0
Recon compression	Default	TFE factor	56
Preset window contrast	no	TFE dur. shot / acq (ms)	332.3 / 283.5
Reconstruction mode	immediate	Act. WFS (pix) / BW (Hz)	0.502 / 865.5
Save raw data	no	Min. WFS (pix) / Max. BW (...	0.312 / 1394.3
Hardcopy protocol	no	Local torso SAR	< 37%
Image filter	system default	Whole body SAR / level	< 1.0 W/kg / normal
Uniformity correction	no	SED	< 0.3 kJ/kg
Geometry correction	3D compensation	Coil Power	28%
	none	Max B1+rms	1.23 uT
	2D compensation	PNS / level	67 % / normal
	3D compensation	dB/dt	71.0 T/s
	default	Sound Pressure Level (dB)	21.7

图4-25　几何形变校准参数

　　如图4-25所示，对于不同序列都可以开启几何校正的功能，这样可以显著减少图像的形变。2D扫描序列可以使用2D的几何校正，3D序列则使用3D几何校正。这里推荐，所有的放疗模拟定位扫描序列，都必须打开该参数以尽量纠正几何形变。

　　磁共振模拟定位扫描最常使用的序列主要是2D或3D快速自旋回波的T1WI及T2WI，以3D成像为主，部分情况下会采用3D梯度回波的T1WI（表4-5）。

表 4-5 放疗模拟定位常用序列

扫描模式	权重（对比度）	序列技术	作用
2D	T1WI	TSE	主要用于观察解剖
2D	T2WI	TSE	主要用于观察病灶
3D	T1WI	TSE	主要用于观察解剖
3D	T2WI	TSE	主要用于观察病灶
3D	T1WI	FFE	主要用于增强扫描

第六节 磁共振图像评价的主要指标

和 CT 图像类似，磁共振得到的图像也是灰度图像。不同的是磁共振图像中的灰度反映的是空间体素的信号强度，而这个信号强度和本身组织的固有特性（T1、T2、质子密度、流动状态等）、扫描参数及设备性能相关。所以，单纯评价图像的灰度所反映的信号强度是没有意义的。磁共振普通的灰度图也不具备定量的性质。评价磁共振图像的指标很多，主要包括信噪比、空间分辨率、组织之间的对比度等。

信噪比（signal-to-noise ratio，SNR）是指磁共振图像的信号强度与背景随机噪声的比，它是磁共振图像最基本的质控指标。很多参数会影响图像的信噪比。信噪比越高，则图像越清晰，反之亦然。

SNR 与主磁场的磁场强度成正比，所以理论上同样的扫描参数，3.0T 磁共振的 SNR 是 1.5T 磁共振的两倍。SNR 也与体素大小成正比，体素越大包含有更多的自旋质子，因此有更多的氢原子核来产生信号。同样 SNR 也与层厚成正比，层厚越厚，包含的自旋质子就更多，信噪比也就越高。组织的氢质子密度同样也会影响 SNR，质子密度越大则 SNR 越高等。

空间分辨率（spatial resolution）是指磁共振图像对解剖细节的显示能力。图像的最基本单位，也就是不可再分割单位是体素（voxel）或者像素（pixel）。体素越小，空间分辨率越高；反之亦然。一般临床上常用基本的体素大小或者像素大小来描述图像的空间分辨率；或者采用视野（field of view，

FOV）除以采集矩阵的形式来描述图像的空间分辨率。层厚也是影响空间分辨率的重要参数，代表了层面选择方向的空间分辨率，也可以理解为层间分辨率。层厚越厚，层间的空间分辨率就越低；反之亦然。需要注意的是磁共振不是反映组织密度的，所以没有密度分辨率这个概念。

扫描时间是指完成一个序列所需要的时间。理论上其他参数不变的情况下，扫描时间越长，图像质量会越好。然而在实际的临床操作中，扫描时间太长，患者无法耐受，在扫描的过程中发生移动的可能性就越大，图像反而会变差。另外，扫描时间也从侧面评价了一副图像的效率。同样质量的图像，2分钟完成扫描和5分钟完成扫描显示前者的效率更高。在尽量不降低图像质量的前提下，一般会要求尽可能缩短扫描时间。

信噪比、空间分辨率、扫描时间，这3个指标如图4-26所示的三角关系一样，相互制约，相互牵制。

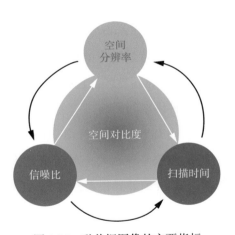

图4-26 磁共振图像的主要指标

扫描时间固定的话，空间分辨率越高，体素越小，信噪比越低；体素增大，空间分辨率下降，但是信噪比上升。

空间分辨率固定的话，增加扫描时间，信噪比肯定上升；减少扫描时间（比如用并行采集，增加回波链数目等），信噪比下降。

信噪比固定的话，减小体素，空间分辨率增加，但是信噪比下降；要保持信噪比不变，必须增加激励次数，这样就增加了扫描时间；同样，减少空间分辨率，体素变大，信噪比上升，可以减少扫描时间。

在影像诊断中，医师更关注图像的组织对比度，特别是正常组织-病变的对比度、不同正常组织的对比度。信噪比高，并不一定图像的组织对比度好。空间分辨率高，也不一定是图像的组织对比度好。图像的组织对比度首先是反映在各种不同组织的差异上面，无论是信号差异，还是解剖位置差异。不同位置不同部位，不同组织的对比度要求也不相同。

图像对比度是通过信噪比、空间分辨率的调整，综合调试出来的。信噪比太低了，图像没有信号；空间分辨率太低，即使信号有差异，细节不足，图像对比度也不能很好地反映。根据检查目的，我们需要不同的图像对比度。例如，在显示病灶方面需要正常组织-水肿的对比度；头颅扫描的时候需要灰质-白质对比度；腹部扫描需要肝和病变组织对比度；心脏磁共振成像需要心肌-血池对比度等。

对比度噪声比（contrast-to-noise ratio，CNR）是用来量化对比度的，它是指两种组织信号强度的绝对值与背景噪声的比值。两种组织的CNR越大，则在图像中它们的灰度差别越大，越容易区分它们。

两种组织的CNR受到多种因素的影响。

（1）首先是两种组织的固有差异，如T1值、T2值和质子密度的差别等。两种组织之间这种固有特征参数差异越大，则CNR越大，越可能产生明显的对比。比如水和脂肪组织，其T1值差异很大，在T1WI图像上水和脂肪的对比就非常明细。

（2）其次和扫描序列有关，不同序列反映不同的图像权重及对比度。比如，如果两种组织之间的T2差异大，采用T2加权像则更能够突出这种对比；而采用T1加权像则可能导致对比不明显。

（3）其他因素影响，如使用对比剂人为地增加组织之间的对比，也就是通常所说的增强扫描。正常组织强化不明显，而病灶强化明显，则注射对比剂后两者之间的CNR提高。

第七节　磁共振序列常用扫描参数

在磁共振扫描中，用户可以人为设定或者修改的扫描条件称为扫描参数。不同的扫描参数决定了不同的磁共振序列，也影响了最后磁共振图像的表现。所以，掌握好基本的扫描参数是非常重要的。

扫描参数决定了磁共振扫描过程中的物理程序等的扫描条件，改变扫描参数会影响扫描过程以及最终的磁共振图像。根据扫描参数对图像的影响，可以把这些参数进行分类。影响信噪比的参数可以称为信噪比类参数；影响空间分辨率的参数则统称为空间分辨率参数；主要决定图像对比度的参数归为对比度类参数。

需要注意的是，很多参数不单单只影响图像的某一指标，还可能同时影响图像的几个指标。例如：体素大小会直接决定图像的空间分辨率，还会影响图像的信噪比。体素越大，图像空间分辨率越低，而信噪比越高。TR和TE会决定图像的对比度，还能够影响信噪比。TR越长，图像的T1权重被削弱，同时信噪比会上升；TE越长，图像越偏T2权重，而信噪比会下降。

扫描过程中调整或修改最频繁的参数就是几何类参数。该组参数主要决定扫描视野（FOV）大小、扫描叠块（stack）、扫描方位、相位编码方向、扫描层数、层厚（thickness）、层间距（gap）、采集体素大小、采集模式（2D、3D）等和几何相关的参数。当然，这里很多参数还会直接影响图像的空间分辨率，如FOV、层厚、采集体素大小。

和CT相比，MRI最大的优势在于多参数成像，可以通过调整扫描参数得到不同对比度的图像来反映各种组织的信号强度。影响图像对比度的参数统称为对比度参数，在不同序列中，这些参数对图像对比度的影响是不同的，多个对比度参数共同协作配合，才能得到临床所需的图像。这些参数包括前面介绍了的TE、TR、翻转角等。对于自旋回波序列，调整TE和TR，可以得到不同对比度的序列；对于梯度回波序列，则主要通过调整翻转角和TE来达到控制图像对比度的目的。

空间分辨率决定图像细节及显示能力，对于一些精细部位的扫描则必须要满足高空间分辨率。像素是组成一个二维图像最基本的元素单位，其尺寸大小直接决定了图像的空间分辨率；而体素则是一个三维图像的最基本元素。根据方向又可以将空间分辨率分为层面内空间分辨率和层间空间分辨率。在磁共振扫描中直接影响空间分辨率的扫描参数不多，主要包括：FOV、矩阵数目、像素大小以及层厚。

对于一个二维图像，影响层面内空间分辨率的扫描参数主要是：FOV、矩阵数目（Matrix）及像素大小（pixel size）。其三者的关系是：FOV（mm）＝Matrix×Pixel Size（mm）。而这三者都对应两个方向，频率编码方向和相位编码方向，所以在描述这几个参数的时候需要指明方向或者以两个数值相乘的方式来表示。例如，FOV大小一般用FOV（phase）×FOV（frequency）来表示，256mm（phase）×256mm；矩阵数目也是同样，512（phase）×256（frequency）。一般需要强调相位编码方向，这是因为相位编码方向决定了扫描序列的成像时间。

层间空间分辨率主要由扫描层厚决定。对于影像图像来说，一副图像反映的是整个断层里面组织信号强度的平均值，所以扫描层厚越厚，图像的部分容积效应也就越大，层间的空间分辨率就越低。

层厚越厚，包含的不同组织越多，这些不同的组织呈现在同一个体素内（成像容积），则该成像容积反映的图像灰度（信号强度）是所有这些组织的平均值。部分容积效应的主要表现就是图像轮廓变得模糊，不同组织被平均显示。采用更薄的层厚扫描可以减少部分容积效应，提高层间空间分辨率，但是图像的信噪比会下降。这是由于，层厚越厚，每一个层面的组织越多，提供的信号强度越大。所以，层厚和图像信噪比是呈正比关系的，在提高层间空间分辨率的同时，也要考虑权衡图像的信噪比。

第八节　规范化扫描对于放疗的意义

和CT扫描不同的是，磁共振由于是多参数、多对比度成像，扫描序列繁多，参数千变万化。同样的一个部位扫描，可以采用不同的序列组合，并且每一个序列又可以由于参数设置的不同带来非常大的图像差异，所以这种扫描的不确定性对于放射治疗流程来说是非常不利的。

CT扫描图像也会受到参数的影响，如管电压。管电压会影响最终图像的CT值，而CT值直接关系到放疗剂量的计算，所以在模拟定位扫描中同样需要固定管电压等扫描参数。但是相对来说，CT扫描参数对图像的对比度影响不是太大，图4-27所示不同管电压得到的CT图像，对比度差异并不是很大。

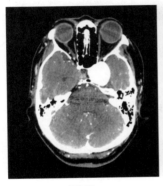
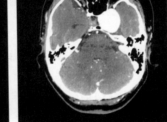
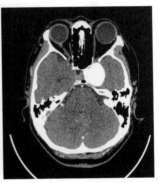

| 80kVp | 140kVp | 100keV* |

图4-27 不同管电压条件下得到的CT图像

注：*代表没有使用相关降噪算法。

磁共振扫描参数对图像的影响则是非常大的。不同的TR、TE组合或者轻微修改其中一个参数，都会影响图像对比，得到完全不同的图像。

图4-28所示，扫描参数中不同的TR、TE组合可以得到不同对比度的图像，而不同的图像对比度又表现不同的权重。

进行磁共振的规范化扫描可以尽可能地避免每次扫描的不确定性，将磁共振扫描序列的参数相对固定可以获得比较一致及稳定的图像。同时，标准化采集序列的扫描参数可以对治疗过程中的变化和反应以及后续的随访研究进行评估，这就要求不同次数扫描的差异性尽量最小化。

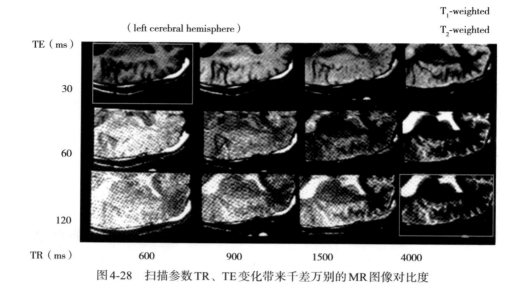

图4-28　扫描参数 TR、TE 变化带来千差万别的 MR 图像对比度

第九节　患者摆位标准化

对于常规的临床操作来说，MRI 扫描序列的标准化以及每个不同疾病部位的患者摆位是非常重要的。摆位的一致性不仅可以确保图像质量的一致性，更重要的是，任何后续的随访或者再次模拟定位扫描都可以保证位置的精准性，从而方便地比较前后的变化、更精准地评估治疗进展及疗效反应。空间精准性是放射治疗的关键，所以必须尽可能地考虑任何可能导致空间一致性误差的因素，并且将这些影响因素最小化。

有人可能认为，首次模拟定位扫描和后续模拟定位扫描中存在位置误差，可以通过图像后处理及配准校正进行纠正及补偿。然而，这种图像配准可能本身就会引入误差，导致在检测任何变化的时候牺牲掉一些准确性及灵敏度。特别是当不同次扫描患者的位置差异导致了内部解剖结构的变化（例如，对于头颈部扫描，不同时间扫描患者的颈部倾斜角度不同），内部解剖结构的变化则无法通过简单的图像配准进行校正。

通过在患者身上或者体位固定器（如面罩）上面贴标记点或者用特殊颜色的笔做记号的方法，可以配合外置三维激光灯保证患者体位的一致性。使得激光灯的3个方向对准所贴的标记点，则能保证不同检查过程中患者摆位是一致的。由于磁共振检查的特殊性及磁场环境，所以标记点不能是金属，必须要满足磁共振安全性和兼容性。其次，应该要保证在常规磁共振序列T1WI、T2WI图像中清晰地显示标记点。同时满足这两点的标记点才能使用（图4-29）。

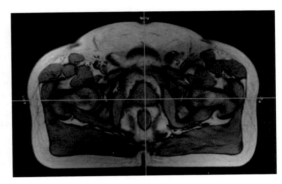

图4-29 图像标记点

始终如一是关键。因此不仅要对常规模拟定位扫描的成像序列进行标准化，而且还要对患者的定位摆位进行标准化。定位摆位标准化的目标是保持一致并且不断优化，所以大部分图像的扫描方位（成像方位）采用横轴位并且不加角度。治疗前模拟定位扫描、治疗过程中的疗效评估及监测肿瘤大小变化及治疗后的随访都采用横轴位则能保证整个流程的方位一致性。由于空间精度是放疗的关键，所有序列都必须经过空间精度和一致性的验证才能使用，并且必须进行质控扫描以保证精度不会发生变化。

一致性可以确保同一个患者随访及评估的准确性，同时也可以确保不同患者之间或者大样本群体研究的准确性，如多中心临床试验。时至今日，影像学在许多放疗试验中扮演着越来越重要的角色，最重要的前提是要保证图像的一致性及高质量。

为了确保患者扫描体位的一致性，厂家及供应商应该设计、开发更多的体位固定装置，使得患者体位更容易保持一致。例如，开发可与患者固定装置配合使用的线圈，这种线圈可以适应大多数患者体位固定装置（如头颈部戴面罩的患者）。所以，这些线圈的设计必须要适应患者的体位固定装置，同时又要尽量使线圈单元尽可能接近患者的成像容积，因为存在近线圈效益，也就是成像区域离线圈越近，则得到的图像信噪比越高。这种需求为专门从事此类设备开发的供应商及企业提供了机会。

第五章

磁共振引导放疗工作流程

第一节　磁共振引入放射治疗后的流程改变

　　磁共振引入放射治疗增加了磁共振模拟定位（MR-sim）扫描及治疗后随访这几个环节，对于放射治疗的流程会有变化。

　　在放疗工作流程中，磁共振的目的主要是在治疗前提供影像引导以及治疗后的疗效评估随访扫描。所以主要增加的工作流程在于和磁共振扫描相关的一些步骤，包括扫描前患者情况评估（MR安全性筛查及患者是否适合进行磁共振模拟定位）、磁共振模拟定位扫描（包括患者摆位、固定）、扫描后图像的使用（设计CT-MR图像融合）以及治疗后的随访（图5-1、表5-1）。

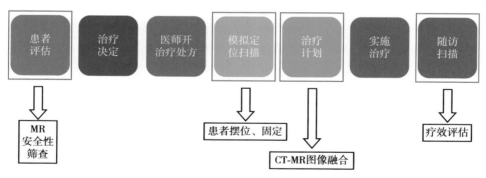

图5-1　放疗流程中磁共振模拟定位参与的环节

表 5-1 放疗过程中 MR-sim 参与的环节

阶段	说明	使用磁共振模拟定位（MR-sim）扫描的影响
患者评估	采集病史、体格检查、诊断材料的回顾	如果缺失足够的诊断性 MR 数据，MR-sim 的部分图像可以弥补这个不足。如果医院没有磁共振模拟机，放射肿瘤医师可以考虑咨询放射科，寻求诊断性的 MR 专业知识
治疗决定	考虑指南，患者意愿	MR 图像超高的软组织对比度，可以对靶区和危及器官制订出比 CT 更准确的计划。由于解剖部位或生理因素会导致一定的限制或提供获益，放射肿瘤医师需要考虑患者是否适应进行 MR-sim
开具治疗处方	决定部位、总剂量、分割及额外措施	基于 MR 图像的病灶显示可能会影响医师确定靶区和危及器官的例行程序
定位和固定	将患者摆位到可复现的位置以实施准确的每天治疗	MR-sim 患者的摆位和 CT-sim 相同。当考虑到第三方固定工具或者自制附件时，需要考虑材料是否具有磁共振兼容性
模拟定位扫描成像	确定和治疗区域相同的成像范围	根据不同解剖部位，进行不同的 MR 序列扫描方案
图像融合	CT 与 MR 图像融合	MR 图像帮助确定肿瘤靶区及危及器官范围，CT 用于计划设计及剂量计算
计划	确定治疗射束排列和屏蔽，然后计算剂量以实现处方目标	由于磁共振图像没有电子密度图，所以不能直接用 MR 图像来做计划。但是如果使用飞利浦的 MR-only sim，则可以直接用生成的伪 CT 图像做计划
治疗信息传输	将治疗射束排列和剂量数据从治疗计划系统传输至治疗机器	使用 MR-only sim 时，治疗计划应该包括与定位相关的关键物体（如内部标记）的绘制
患者摆位	将患者摆位成每次治疗的治疗体位	使用 MR-only sim 时，将不会有基于 CT 图像的数字重建影像（DRR）。MRCAT 的图像序列可被用作信息源，用于骨盆骨骼和 DRR 定位
治疗验证和监测	使用射野胶片和放射量测定仪确认治疗实施；监测每天摆位；通过定期复查患者监测耐受性	普通磁共振模拟定位无影响，磁共振直线加速器系统则有影响
实施治疗	放射剂量的实际实施	普通磁共振模拟定位无影响，磁共振直线加速器系统则有影响
治疗后随访	使用影像手段评估疗效及根据效果及时调整治疗方案	磁共振功能成像可以用于对疗效的评估及随访

第二节　磁共振模拟定位扫描前准备

在进行磁共振模拟定位扫描前，还有很多准备工作需要完成，包括：磁共振设备的准备工作、磁共振的质控扫描及监测、磁共振安全注意事项、扫描前患者的准备工作等。

一、设备准备及维护

磁共振的稳定运行，首要条件就是要保证电力、空调、内外水冷系统每天24小时不间断地正常运转。任一条件不满足就可能导致设备问题。停电或水冷机问题，冷头停止运行会造成液氦不正常挥发，造成损失。为避免此类情况，技师每天上班前和下班离开医院前检查如下几项，如有异常，建议及时联系厂家售后服务。

1. *检查外部水冷系统*　季节变换，天气变热，水冷机问题渐渐增多，外部水冷供水水温要求在5～15℃，水流量在40～90L/min。如有异常，请及时向外水冷供应商报修。

2. *检查内水冷柜（LCC）*　水冷柜左右各有一个压力表，静态压1.5Bar左右，动态压大约6.5Bar。

3. *检查氦压机*　检查水冷柜下方的氦压机运行时的动态压力，型号HC-8E的压缩机动态压：310～350psig，型号为F-50的氦压缩机动态压：1.9～2.2MPa。

4. *记录液氦*　每天检查并记录液氦液面，随时注意确保冷头正常工作，如有异常马上报修。建议液面达50%左右时添加液氦。

5. *检查PRS*　PRS路由器（包括4G router和cisico router）正常工作时LINK和VPN灯是常亮的，如果发现任意灯不亮，请把ADSL或4G以及Cisco路由器断电复位，路由器后接有两根网线，正常工作时对应位置的指示灯亮。

二、质控准备

首先是设备的准备，一般在扫描患者前需要确保设备的性能处于最佳状态，所以需要做质控（quality control，QC）扫描（质控的具体操作将在第六章中介绍）。磁共振系统内置的质控扫描程序是确定磁共振系统稳定性能基线的重要工具。在进行模拟定位成像前，有必要定期执行质控扫描分析。

质控扫描的流程一般包括：MR 系统准备、放置体模/体模（phantom）、对齐体模、进行质控程序扫描、获得图像、结果分析。后面的质控章节将详细介绍质控扫描的流程及步骤。

三、扫描前患者的准备

扫描患者前一定要对患者进行磁共振安全方面的筛查，有磁共振绝对禁忌证的患者不能行磁共振扫描，有不兼容磁共振环境的材料一律不得带入扫描间。即使同一个患者，每次扫描前都必须重新进行磁共振安全筛查。

没有绝对禁忌证的患者，原则上均可以进行磁共振检查。被检查者进入扫描间前，还需要做一些准备工作。

（1）被检查者去除一切金属物品，最好更衣，以避免金属物被吸入磁体造成抛射效应及影响磁场均匀性。

（2）文身、文眉、化妆品、染发等应事先去掉，因其可能会引起灼伤。

（3）摆位过程中应该使被检查者身体（皮肤）不用直接触碰磁体内壁及各种线圈导线，防止发生灼伤。

（4）被检查者躺在扫描床上，双手不要交叉，双手亦不要与身体其他部位的皮肤直接接触，避免形成环路，这样可以减少周围神经刺激症的出现。

（5）佩戴降噪耳机或耳塞。

（6）准确输入被检查者体重信息。

四、对比剂使用安全规范

很多模拟定位扫描可能都需要引入对比剂也就是做增强扫描，通过注射对比剂提供正常组织与肿瘤之间的对比度，可以保证更好地进行靶区勾画和危及器官的识别。使用对比剂剂的目的在于：增加对比度，提高图像的信噪比，有利于病灶检出；通过选择不同的增强方式和类型，有助于病灶定性；提高磁共振血管成像的质量；利用组织或细胞特异性对比剂获得特异性信息，提高病灶检出率和定性的准确率。目前市场上使用的大多数对比剂为含钆的离子型非特异性细胞外液对比剂，常规剂量按照 0.1 ～ 0.3mmol/kg，使用钆对比剂极低概率会出现不良反应，如头晕、头痛、恶心、呼吸急促、惊厥、抽搐、休克等，所以使用时应严格按照规范流程进行。

（1）核对患者申请单，核对患者姓名、性别、年龄以及检查信息，再次确认患者检查项目。

（2）仔细询问患者病史及过敏史，孕妇、有钆剂过敏史及肾功能异常者严禁使用钆剂造影增强检查。

（3）告知患者使用对比剂可能会出现的不良反应，必须让患者签署《MR增强检查造影剂知情同意书》。

（4）护士为患者打开静脉通道。

（5）严格按照使用剂量对患者进行增强检查。

（6）检查结束后，患者应保留静脉通道于观察室观察 30 分钟，无异常情况后可去掉静脉通道并离开观察室。

（7）叮嘱患者定位结束后多喝水勤排尿，加速对比剂排出。

需要注意虽然磁共振对比剂相对于 CT 对比剂十分安全，但是仍然有发生过敏等不良反应的概率。如果发生了不良反应，主要的处理包括：

（1）在检查过程中发生不良反应，应立即停止检查，将患者引出磁共振机房。

（2）一般不良反应：出现极少，主要以头痛、恶心等为主，休息后可自行缓解，无须特殊处理。

（3）严重不良反应罕见，主要包括寒战、惊厥、低血压、休克等，具体处理方法参照碘过敏处理措施。

为了预防不良反应的发生，在以下情况下不建议使用对比剂：

（1）严重肾功能不全患者应慎用钆对比剂。

（2）使用剂量不能超过对比剂说明书推荐的剂量。

（3）避免短期内重复使用。

（4）患者诊断为肾源性系统性纤维化（NSF）［或肾源性纤维化皮肤病（nephrogenic fibrosing dermopathy，NFD）］或临床怀疑，不主张使用任何钆类对比剂。

（5）妊娠期不要使用钆对比剂。

对于模拟定位扫描来说，很容易出现的一种情况就是，患者既需要做CT增强模拟定位扫描，又需要进行MR增强模拟定位扫描。那么这种情况如何合理地安排两次增强扫描检查？两种增强扫描间隔时间至少需要多久？是推荐先做CT增强扫描还是先做MR增强扫描？

欧洲泌尿生殖放射学会（European Society of Urogental Radiology，ESUR）对比剂指南第10版，给出了两次注射碘剂（CT对比剂）及钆对比剂（MR对比剂）的指导方案，主要包括以下内容。

两次注射碘对比剂进行检查的时间间隔：

（1）肾功能正常或中度降低的患者（GFR＞30ml/min·1.73m²），给药后4小时，碘对比剂的排泄率达到75%，两次注射碘对比剂的时间至少应间隔4小时。

（2）肾功能重度降低的患者（GFR＜30ml/min·1.73m²），两次注射碘对比剂的时候间隔至少应达到48小时。

（3）接受透析的患者如果有残余肾功能，两次注射碘对比剂的时间间隔至少应达到48小时。

两次注射钆对比剂进行检查的时间间隔：

（1）肾功能正常或中度降低的患者（GFR＞30ml/min·1.73m²），给药后4小时，细胞外钆对比剂的排泄率达到75%，两次注射钆对比剂的时间至少应间隔4小时。

（2）肾功能重度降低的患者（GFR＜30ml/min·1.73m²）或接受透析的患者，两次注射钆对比剂的时候间隔至少应达到7天。

在放疗模拟定位扫描中，经常出现的是患者需要先后行CT及MR模拟定位扫描。如果该患者肾功能正常，应该推荐先进行CT增强扫描，还是先行MR增强扫描？

实际上我们推荐先进行CT增强扫描，再行MR增强扫描。这是因为CT的对比剂碘剂对磁共振图像影响不大；而磁共振对比剂钆剂由于密度大，对CT图像可能有影响。

第三节　头颅磁共振模拟定位扫描流程

磁共振头部模拟定位扫描可以采用体部线圈（torso coil）或者柔线圈（flex coil）或者是二者的组合。一般来说，头颅范围不大，采用柔线圈基本上可以完全覆盖。柔线圈范围没有体部线圈大，但是更贴近体表，得到的图像信噪比更高。

不管是进行任何部位的磁共振扫描，其基本的过程都包括：录入患者基本信息→患者摆位→固定→放置接收线圈→将成像部位送入磁共振等中心→加载需要扫描的序列→定位画线→进行扫描→完成扫描后进行图像传输。

所以，对于放疗模拟定位扫描也存在同样的流程及步骤。不过和普通诊断扫描相比，放疗定位的模拟扫描非常重要的一步是患者体位的固定和对齐标记点，这一步直接影响了后面的图像融合配准。下面是头颅模拟定位扫描的基本流程及步骤：

（1）在磁共振系统中录入患者的基本信息，这些信息包括：患者姓名、检查号、检查的体位（仰卧位还是俯卧位）、检查部位、体重等。

（2）进行头颅扫描均采用头先进仰卧位，患者仰卧在磁共振扫描床上，进行基本的摆位操作（图5-2）。

（3）选择合适的体位固定器以完成精准的摆位，头颅模拟定位扫描一般会采用头颅热塑模固定，保证相应的体模能够刚好匹配患者的体表轮廓同时又不影响患者呼吸。

（4）放置MR外部参考标记点（如果进行射波刀治疗定位扫描则不需要贴标记点）。

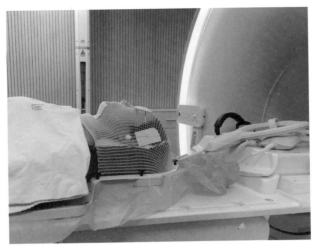

图5-2　头颅模拟定位扫描摆位及患者固定

（5）利用外置的三维激光灯对齐几个关键的标记点。

（6）放置磁共振接收线圈，头颅扫描一般采用柔线圈或者体部线圈或者两者结合使用（图5-3、图5-4）。

（7）将需要成像的部位送入磁体等中心，完成这一步后记得关闭外置激光灯，因为外置激光灯在扫描过程中可能会对图像质量造成轻微的影响。

（8）在磁共振操作界面选择需要的扫描序列。

（9）先进行定位像的扫描，待三方位定位像图像出来以后，再进行序列位置的画线定位。放疗模拟扫描定位画线相对比较简单，采用横轴位定位，3个方位均不加角度，扫描框的视野覆盖完需要成像的范围即可（图5-5）。

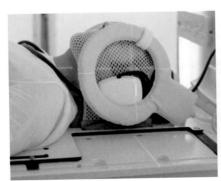
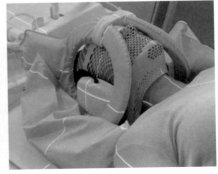

图5-3　头颅模拟扫描线圈放置（图中采用柔线圈）

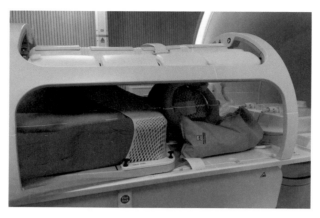

图 5-4　头颅模拟扫描

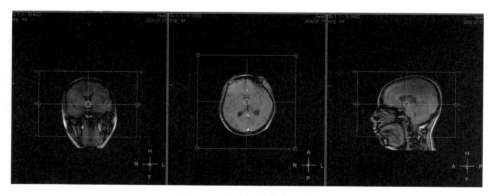

图 5-5　头颅扫描定位画线

（10）启动序列扫描。

（11）扫描完成后将磁共振图像传到相应的放疗计划系统（treatment planning system，TPS）或者工作站。

磁共振的软组织对比度好，特别适合进行神经系统的模拟定位扫描。

头颅磁共振模拟定位扫描一般采用普通常规磁共振诊断常用的序列，如 T1WI、T2 FLAIR、T2WI，增强扫描的 T1WI 序列。磁共振是多参数成像，所以目前还没有明确的指南和标准规定，MR-sim 扫描必须扫几个序列。可以选择进行普通平扫或者平扫加增强扫描，扫描序列可以选择同时完成 T1WI、T2WI、T2 FLAIR，或者仅仅扫描某一个或某两个。根据临床需求，必要情况下还可以增加一些功能序列，如DWI、ASL、APT等（表5-2）。

　　和普通诊断扫描不同的是，头颅MR-sim扫描一般采用薄层，国内大部分医院采用3mm或2.5mm层厚进行。如果是2D序列则要保证层间距为0。扫描层数根据需要成像的范围，一般是70～100层，扫描层数越多，扫描时间越长，需要注意权衡扫描时间。空间分辨率推荐层面内采集体素大小为1.0mm×1.0mm左右。

　　对于引导射波刀治疗，则要求扫描层厚更薄，达到1～2mm，这就增加了扫描难度。层厚越薄，图像的信噪比越差并且扫描时间越长。对于需要进行射波刀治疗或者立体定向放射外科（stereotaxic radiosurgery，SRS）的患者，一般直接进行磁共振增强的T1WI序列扫描。

　　扫描定位后，一定要检查一下定位线有没有加角度，必须要保证定位线3个方位都是没有打角度的。

表5-2　头颅MR-sim常用序列

扫描序列			说明
权重（对比度）	扫描模式	方位	
T2	2D	三方位	磁共振定位像，方便后面序列定位
T2	3D或2D	横轴位	主要显示病变，便于对靶区的勾画
T1	3D或2D	横轴位	主要显示解剖结构，便于进行危及器官的勾画
T2 FLAIR	3D或2D	横轴位	显示病灶水肿范围特别清楚
T1增强（T1＋C）	3D或2D	横轴位	对病灶及周围结构的显示更清楚，主要用于靶区勾画

　　如图5-6所示，为头颅MR-sim扫描的T2WI序列。表5-3是该序列的扫描参数推荐，需要注意的是，由于磁共振序列不同，扫描参数不同，不同厂家之间参数设置也存在差异，所以这里主要列出了该序列比较重要的参数，实际情况根据不同医院的设备可以做适当调整。

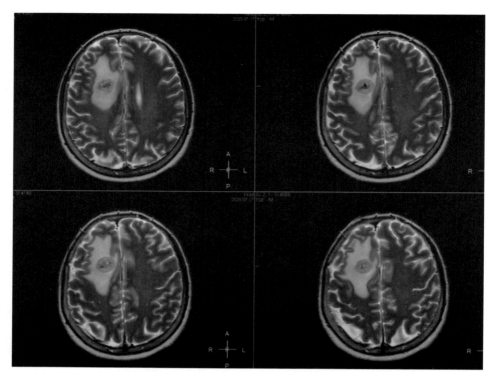

图5-6 头颅模拟定位T2WI图像

表5-3 头颅T2WI序列推荐扫描参数

参数	参数值
扫描层厚	2.5mm 或 3.0mm
层间距	0（一定不能有层间距）
扫描层数	70 ~ 100（根据不同患者头颅大小）
扫描视野	240mm（前后）×200mm（左右）
层内空间分辨率	1.0mm ×1.0mm
扫描时间	3 ~ 4分钟

　　如图5-7所示，为头颅MR-sim扫描的T1WI序列。T1WI序列主要用于观察脑组织结构及对比，如果需要增加脑灰白质对比，可以采用反转恢复的梯度回波序列。表5-4是该序列的扫描参数推荐，需要注意的是，由于磁共振序列不同，扫描参数不同，不同厂家之间参数设置也存在差异，所以这里主

要列出了该序列比较重要的参数，实际情况根据不同医院的设备可以做适当调整。

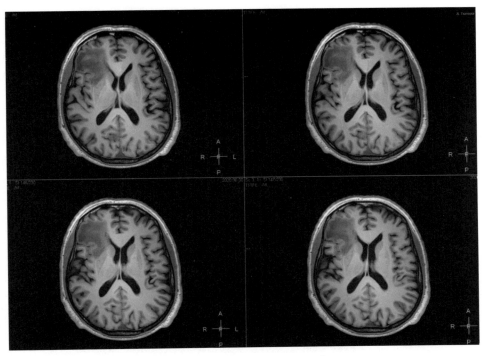

图5-7 头颅模拟定位T1WI图像

表5-4 头颅T1WI序列推荐扫描参数

参数	参数值
扫描层厚	2.5mm 或 3.0mm
层间距	0（一定不能有层间距）
扫描层数	70～100（根据不同患者头颅大小）
扫描视野	240mm（前后）×200mm（左右）
层内分辨率	1.0mm ×1.0mm
扫描时间	2～3分钟

图5-8为T2 FLAIR序列，该序列在头颅中比较特殊，它的对比度实际上就是T2WI把脑脊液信号抑制，这个序列对于水肿显示及脑室周围的小病灶非

常敏感。T2 FLAIR序列可以结合脂肪抑制技术，同时将脂肪信号抑制掉，根据不同病灶需要可以选择是否增加脂肪抑制（图5-9）。

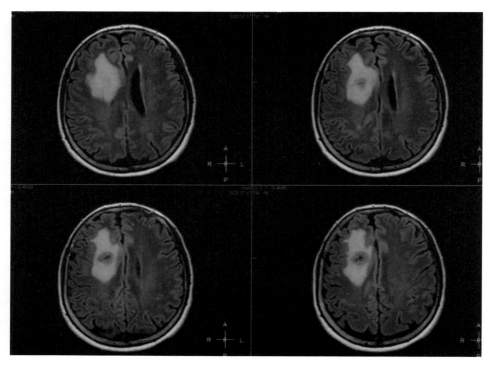

图5-8　头颅模拟定位T2 FLAIR图像

该序列的扫描时间相对于T2WI更长。表5-5是该序列的扫描参数推荐，需要注意的是，由于磁共振序列不同，扫描参数不同，不同厂家之间参数设置也存在差异，所以这里主要列出了该序列比较重要的参数，实际情况根据不同医院的设备可以做适当调整。

虽然MRI本身是多参数多对比度的成像技术，但是很多病例还是推荐进行增强扫描（图5-10）。这是因为一些小的病灶可能在常规的平扫序列中并没有发现，而增强扫描则很好地弥补了这一点（图5-11）。头颅T1WI增强扫描的参数推荐见表5-6。

和常规的放射治疗模拟定位不同，部分放射治疗技术，如cyberknife和SRS对于位置的精度要求更高。射波刀治疗的患者，CT模拟定位一般也采用

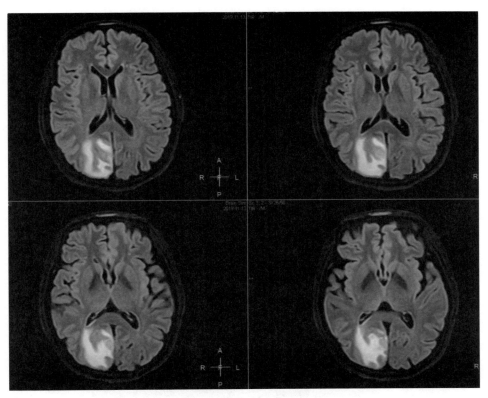

图5-9　头颅模拟定位T2 FLAIR结合脂肪抑制图像

注：图中头皮脂肪信号都被抑制掉了。

表5-5　头颅T2 FLAIR序列推荐扫描参数

参数	参数值
扫描层厚	2.5mm 或 3.0mm
层间距	0（一定不能有层间距）
扫描层数	70 ～ 100（根据不同患者头颅大小）
扫描视野	240mm（前后）×200mm（左右）
层内空间分辨率	1.2mm ×1.2mm
扫描时间	3 ～ 5分钟

1.5 ～ 2mm层厚，所以MRI模拟定位为了匹配CT图像，也应该采用更薄的层厚。这对于图像质量提出了非常高的挑战，扫描层厚越薄则需要扫描的层数越多，扫描时间会成倍增加。考虑到患者固定体位及尽量提高舒适度，MRI模拟

扫描整个过程时间不宜过长，所以进行MRI引导射波刀治疗扫描序列不推荐过多，考虑到增强扫描对于小病灶的灵敏度，建议只采用增强T1WI即可。

图5-12采用T1WI增强扫描，和常规模拟定位扫描类似，其他扫描参数变化不大，主要就是层厚更薄，扫描层数更多。表5-7是该序列的扫描参数推

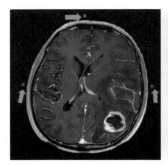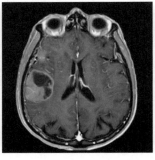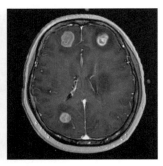

图5-10　头颅模拟定位T1WI增强图像

注：箭头为清晰的显示标记点。

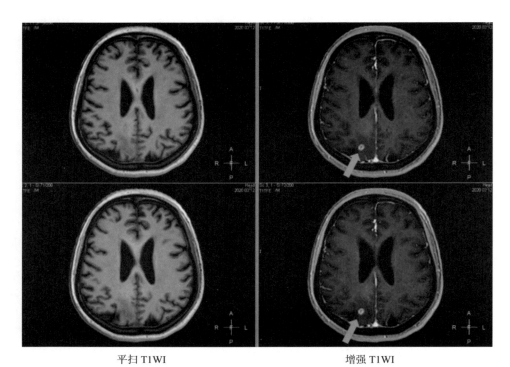

平扫T1WI　　　　　　　　　　　　增强T1WI

图5-11　平扫T1WI和增强T1WI对比图

表5-6　头颅T1WI增强序列推荐扫描参数

参数	参数值
扫描层厚	2.5mm 或 3.0mm
层间距	0（一定不能有层间距）
扫描层数	70 ～ 100（根据不同患者头颅大小）
扫描视野	240mm（前后）×200mm（左右）
层内分辨率	1.0mm ×1.0mm
扫描时间	2 ～ 3分钟

荐，需要注意的是，由于磁共振序列不同，扫描参数不同，不同厂家之间参数设置也存在差异，所以这里主要列出了该序列比较重要的参数，实际情况根据不同医院的设备可以做适当调整。

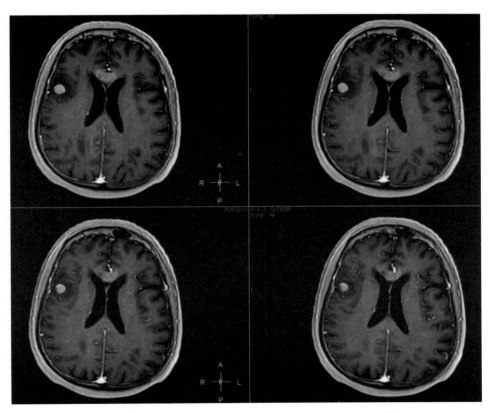

图5-12　磁共振引导射波刀治疗模拟扫描T1WI增强图像

表5-7　用于CyberKnife的头颅T1WI增强序列推荐扫描参数

参数	参数值
扫描层厚	1.5mm 或 2.0mm
层间距	0（一定不能有层间距）
扫描层数	160～200（根据不同患者头颅大小）
扫描视野	240mm（前后）×200mm（左右）
层内空间分辨率	1.0mm×1.0mm
扫描时间	5～8分钟

对于模拟定位及图像靶区勾画，以上序列就足以满足放疗要求。当然，如果需要进行一些疗效评估及随访，还可以增加磁共振功能序列，如DWI序列。需要注意的是常规的DWI序列由于其图像采集原理，非常容易产生形变及伪影，所以该图像不适用于靶区勾画。

图5-13为头颅DWI图像，采用两个B值扫描（B＝0、B＝1000），扫描完后可以分别得到对应B值的DWI图像，还能够计算出定量的ADC图。在ADC图像上可以测量组织的ADC值从而定量地评估疗效。

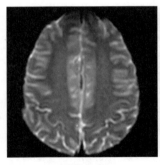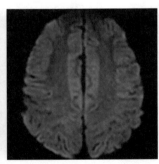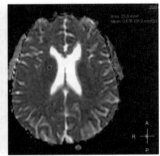

DWI B=0　　　　　　　　DWI B=1000　　　　　　　　ADC

图5-13　头颅DWI图像

第四节　头颈部磁共振模拟定位扫描流程

磁共振头颈部模拟定位扫描可以采用体部线圈（torso coil）或者是体部

线圈和柔线圈的组合。如果扫描范围比较小，可以仅仅采用柔线圈（flex coil）进行，如果扫描范围比较大，一般都需要采用体部线圈完成扫描，需要在局部提高信噪比，还可以结合柔线圈进行。

　　头颈部的模拟定位扫描一般成像范围比较大，主要针对鼻咽癌或者颈部的肿瘤组织。单纯使用柔线圈可能无法满足覆盖范围，所以大部分情况下会采用体线圈或者两种线圈结合的方式。颈部放疗模拟定位扫描由于有固定装置，所以不用担心患者会在扫描过程中移动。但是患者的吞咽动作可能会导致图像产生伪影，扫描前嘱咐患者尽量不要做吞咽动作以避免产生伪影。为了进一步减少扫描过程中患者的吞咽运动，在患者摆位及固定的时候也可以额外地增加舌部固定装置。

　　下面是头颈部模拟定位扫描的基本流程及步骤。

　　（1）在磁共振系统中录入患者的基本信息，这些信息包括：患者姓名、检查号、检查的体位（仰卧位还是俯卧位）、检查部位、体重等。

　　（2）进行头颈部扫描均采用头先进仰卧位，患者仰卧在磁共振扫描床上，进行基本的摆位操作。

　　（3）选择合适的体位固定器以完成精准的摆位，头颈部模拟定位扫描一般会采用头颈肩模用以固定，保证相应的体模能够刚好匹配患者的体表轮廓同时又不影响患者呼吸（图5-14）。

　　（4）放置MR外部参考标记点。

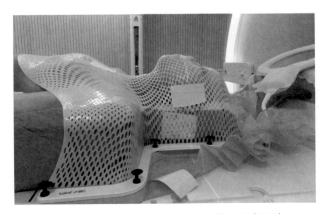

图5-14　头颈部模拟定位扫描摆位及患者固定

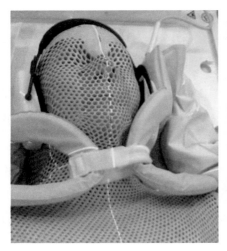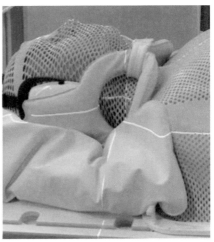

图 5-15　头颈部模拟扫描，小范围局部扫描可以仅使用柔线圈进行

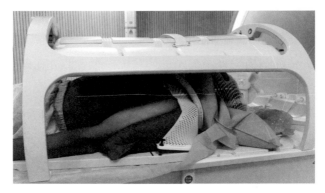

图 5-16　头颈部模拟扫描，大范围扫描必须增加体部大线圈

（5）利用外置的三维激光灯对齐几个关键的标记点。

（6）放置磁共振接收线圈，如果只进行颈部小范围局部扫描，可以只采用柔线圈进行，这样患者舒适度会更好；如果扫描范围比较大，则必须再使用体部线圈以保证扫描范围的覆盖。

（7）将需要成像的部位送入磁体等中心，完成这一步后记得关闭外置激光灯，因为外置激光灯在扫描过程中可能会对图像质量造成轻微的影响。

（8）在磁共振操作界面选择需要扫描的序列。

（9）先进行定位像的扫描，待三方位定位像图像出来以后，再进行序列位置的画线定位（图5-17）。采用横轴位扫描，3个方位均不加角度，扫描框的视野覆盖完需要成像的范围即可。为了避免颈动脉流入产生的搏动伪影，可以在扫描框下方施加一个饱和带以抑制血流信号。

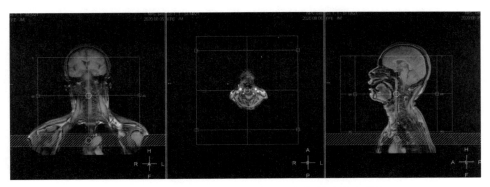

图5-17　头颈部扫描定位画线（蓝色条带为饱和带）

（10）启动序列扫描。

（11）扫描完成后将磁共振图像传到相应的放疗计划系统（TPS）或者工作站。

头颈部模拟定位扫描针对鼻咽癌及颈部肿瘤，扫描范围相对头颅要大一点。头颈部MR-sim扫描一般采用普通常规磁共振序列，如T1WI、T2WI，增强扫描的T1WI＋C序列（表5-8）。T2WI图像显示病变及咽旁间隙等结构比较清楚。T1WI增强图像则能够更突出强化的病灶，可以清楚地和周围正常组织区分，并且可以显示强化的淋巴结。功能成像如DWI等对颈部小病灶及淋巴结比较灵敏，并且可以显示一些体积较大肿瘤内的异质性。不过常规的DWI序列在颈部形变特别大，得到的图像不推荐进行靶区勾画，如果有无变形的DWI技术则建议采用。

和头颅MR-sim扫描一样，头颈部MR-sim扫描国内大部分医院采用3mm层厚进行，如果是2D序列则要保证层间距为0。扫描层数根据需要成像的范围，一般是90～120层，扫描范围不宜太靠下，否则容易受到呼吸运动的影响。空间分辨率推荐层面内采集体素大小为1.0mm×1.0mm左右。

扫描定位后，一定要检查一下定位线有没有加角度，必须要保证定位线3

113

个方位都是没有加角度的。

表5-8　头颈部MR-sim扫描常用序列

扫描序列			说明
权重（对比度）	扫描模式	方位	
T2	2D	三方位	磁共振定位像，方便后面序列定位
T2	3D或2D	横轴位	主要显示病变，便于对靶区的勾画
T1	3D或2D	横轴位	主要显示解剖结构，便于进行危及器官的勾画
T1增强	3D或2D	横轴位	对病灶、淋巴结及周围结构的显示更清楚，主要用于靶区勾画

如图5-18所示，为3例鼻咽癌患者行MR-sim扫描的T2WI序列。表5-9是该序列的扫描参数推荐，实际情况需要根据不同的设备进适当调整。

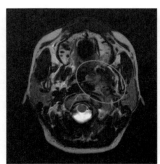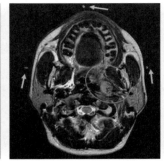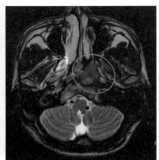

图5-18　头颈部模拟定位T2WI图像

注：箭头所示为标记点，圆圈内为病灶。

表5-9　头颈部T2WI序列推荐扫描参数

参数	参数值
扫描层厚	3.0mm
层间距	0（一定不能有层间距）
扫描层数	90～120（根据不同扫描范围决定）
扫描视野	280mm（前后）×350mm（左右）
层内分辨率	1.0mm×1.0mm
扫描时间	4～6分钟

以诊断为目的的扫描，一般会进行脂肪抑制，把高信号的脂肪压掉，所以采用的序列一般是T2WI-FS。但是以放射治疗模拟定位为目的的扫描，医师勾画靶区还是需要有脂肪信号，所以大部分情况下采用的是T2WI。当然，也有一次扫描同时出脂肪抑制和非脂肪抑制的序列，如DIXON技术的快速自旋回波序列，这个时候也可以采用这种序列，一次扫描出不同对比度（图5-19）。

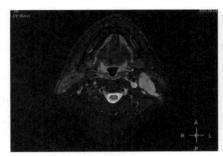 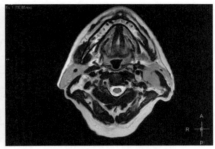

T2WI 脂肪抑制　　　　　　　　　　　T2WI 非脂肪抑制

图 5-19　头颈部模拟定位 mDIXON TSE T2WI 序列

注：一次扫描可以同时出脂肪抑制和非脂肪抑制图像。

图5-20是头颈部MR-sim扫描的T1WI序列图像，T1WI序列扫描速度相对比T2WI序列快。表5-10是该序列的扫描参数推荐，实际情况需要根据不同的设备进行适当调整。

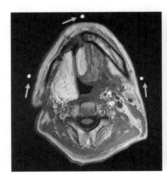 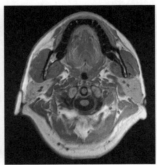 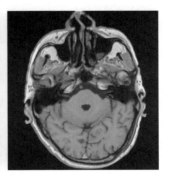

图 5-20　头颈部模拟定位 T1WI 图像

注：箭头所示为标记点。

表5-10　头颈部T1WI序列推荐扫描参数

参数	参数值
扫描层厚	3.0mm
层间距	0（一定不能有层间距）
扫描层数	90～120（根据不同扫描范围决定）
扫描视野	280mm（前后）×350mm（左右）
层内空间分辨率	1.2mm×1.2mm
扫描时间	2～4分钟

　　由于颈部脂肪组织较多，进行T1WI增强扫描时必须结合脂肪抑制技术，将高信号的脂肪组织抑制掉，这样才能更好地衬托强化的病变组织（图5-21）。颈部由于解剖结构复杂，含有气体，局部磁场均匀性差，所以T1WI的脂肪抑制有一定难度。推荐使用DIXON相关技术进行脂肪抑制，因为该技术相对一般脂肪抑制技术更均匀、彻底。表5-11是该序列的扫描参数推荐，实际情况需要根据不同的设备进行适当的调整。

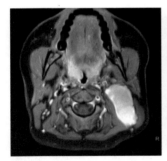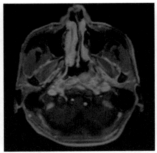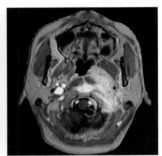

图5-21　头颈部模拟定位T1WI增强图像

　　功能成像DWI序列对于颈部淋巴结及小病灶比较灵敏，必要时候可以补充扫描。但是需要注意常规的DWI序列采用的是EPI技术采集，图像形变非常严重，此时得到的图像不能用于靶区勾画，只能作为补充参考。随着MRI新技术的发展，已经有很多改良的DWI序列，这些DWI序列采用其他技术进行信号采集，能够减少甚至消除DWI图像固有的形变，得到比较准确的几何空间信息。如果MRI设备配备了这种新的改良DWI序列，则推荐采用这种序列。

表5-11　头颈部T1WI增强序列推荐扫描参数

参数	参数值
扫描层厚	3.0mm
层间距	0（一定不能有层间距）
扫描层数	90～120（根据不同扫描范围决定）
扫描视野	280mm（前后）×350mm（左右）
层内分辨率	1.0mm×1.0mm
扫描时间	1.5～3分钟

和常规DWI序列相比，一般改良的DWI序列扫描时间会延长，会增加3～5分钟的扫描时间。实际操作中，根据患者的耐受性选择是否增加该序列。

图5-22从左到右依次为：颈部T1WI增强图像、常规DWI-EPI图像及改良后的DWI图像。以T1WI增强图像为参考，在同一位置勾画病灶，可以发现常规的DWI图像形变非常严重，病灶被拉伸，空间信息不准。而改良的DWI序列则能够消除图像形变，和T1WI增强图像相比，病灶大小和位置基本相同。

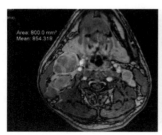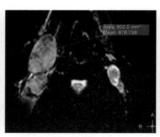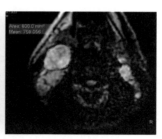

T1WI 增强　　　　　　　　　DWI-EPI　　　　　　　　　改良的 DWI

图5-22　颈部DWI序列的比较

第五节　腹部磁共振模拟定位扫描流程

和其他部位不同，腹部由于存在呼吸运动，所以在进行磁共振扫描的时候，需要结合运动补偿技术进行。常规诊断磁共振扫描一般采用屏气或者放置呼吸门控的方式进行腹部扫描。MR-sim则由于不能对患者的轮廓进行压迫，不推荐采用放置呼吸门控的方式。而如果采用屏气扫描的方式，由于MR-sim扫描层数太多，扫描时间长，并且MR图像需要和CT图像相匹配，所以理论上也不太推荐进行屏气扫描。推荐采用增加激励次数的方法，进行运动伪影的消除，后面章节介绍序列的时候会具体涉及。

腹部模拟定位扫描根据检查方式的不同，摆位有所区别。常规的腹部模拟定位扫描和其他部位类似。而如果采用体部立体定向放射治疗（stereotactic body radiation therapy，SBRT）等技术，则可能根据不同的体位固定装置，摆位方式也不同。一般扫描过程要求患者双手上举，采用体部线圈成像。

下面是腹部模拟定位扫描的基本流程及步骤。

（1）在磁共振系统中录入患者的基本信息，这些信息包括：患者姓名、检查号、检查的体位（仰卧位还是俯卧位）、检查部位、体重等。

（2）进行腹部扫描均采用头先进仰卧位，患者仰卧在磁共振扫描床上，进行基本的摆位操作。

（3）选择合适的体位固定器以完成精准的摆位，腹部模拟定位扫描一般会使用磁共振兼容的真空垫或者发泡胶垫，如果是进行SBRT则还会有额外的体位固定装置（图5-23）。

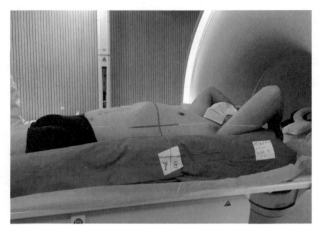

图5-23　腹部模拟定位扫描摆位及患者固定

（4）放置MR外部参考标记点。

（5）利用外置的三维激光灯对齐几个关键的标记点。

（6）放置磁共振接收线圈，腹部扫描范围比较大，一般都是使用体部线圈（图5-24）。

（7）将需要成像的部位送入磁体等中心，完成这一步后记得关闭外置激光灯，因为外置激光灯在扫描过程中可能会对图像质量造成轻微的影响。

（8）在磁共振操作界面选择需要的扫描序列。

（9）先进行定位像的扫描，待三方位定位像图像出来以后，再进行序列位置的画线定位（图5-25）。放疗模拟扫描定位画线相对比较简单，采用横轴位定位，3个方位均不加角度，扫描框的视野覆盖完需要成像的范围即可。为了避免血管搏动产生伪影，可以在扫描范围的上、下方向分别施加饱和带以抑制血管信号，消除血管搏动伪影。

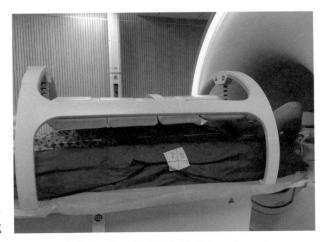

图5-24 腹部模拟扫描，使用体部线圈覆盖扫描的区域

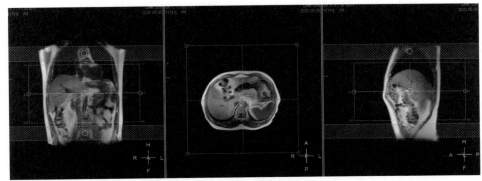

图5-25 腹部扫描定位画线

注：蓝色条带为饱和带。

（10）启动序列扫描。

（11）扫描完成后将磁共振图像传到相应的放疗计划系统（TPS）或者工作站。

在进行腹部、心脏或者纵隔的扫描中，一个非常重要的问题就是如何控制呼吸运动伪影，也就是如何冻结呼吸运动！人体在生理状态下，自由呼吸的时候，随着膈肌、肋间肌、腹肌的配合，膈肌会有规律的上升和下降。肝在人体自由呼吸条件下，运动就复杂得多，肝不仅会上下移动，也会前后"翻滚"。所以我们在进行腹部扫描的时候，必须保证在肝相对静止的时候采集信号，这样才能冻结呼吸运动。

普通诊断磁共振扫描中，冻结呼吸运动的方法很多，主要包括：①屏气扫描，②采用呼吸触发方式，③采用膈肌导航方式，④多次激励平均方式，⑤及单激发扫描序列等。

在放疗模拟定位扫描中，由于需要保持和CT模拟定位扫描同样的方式，所以需要特别注意不同情况。如果是和4D CT配合，可以推荐采用呼吸触发方式；如果CT采用了屏气扫描，那么MR模拟定位扫描也可以采用。为了保证在扫描过程中人体保持相对自然的情况，不推荐使用呼吸触发的方式，因为这样需要放置呼吸绑带和门控装置，会导致患者轮廓的改变。比较适合放疗扫描的方式是采用自由呼吸的扫描，也就是不干预患者的呼吸。但是自由呼吸扫描如何得到没有呼吸运动伪影的图像，就需要使用磁共振特殊的呼吸补偿技术，如采用膈肌导航方式来进行扫描或者使用一些抗运动伪影的特殊序列（图5-26）。

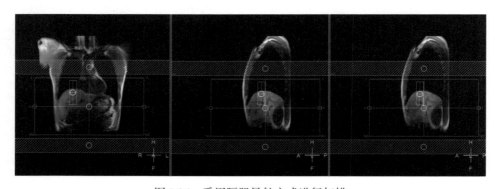

图5-26　采用膈肌导航方式进行扫描

图5-26为采用膈肌导航方式进行腹部扫描的定位画线，其中白色的长条为导航条。将导航条放置于右侧膈肌，避开心脏，一般1/3位于肺部，2/3位于肝。

　　腹部T2WI均采用的是2D扫描序列，一种可以抗运动伪影的技术是采用K空间螺旋桨填充方式，这种技术在不同厂家名称不同：飞利浦公司这种技术叫做multivane XD，又称为风车技术；西门子公司这种技术叫做Blade或者叫刀锋技术；GE公司这种技术叫做propeller，螺旋桨技术。这种螺旋桨采集的K空间填充方式一般和快速自旋回波的T2WI相结合，采用这种方式可以达到腹部T2WI相对没有呼吸运动伪影的成像。

　　对于T1WI序列，一般采用3D扫描，目前也有一些3D自由呼吸的抗运动伪影的特殊序列，使用这些序列可以相对达到腹部T1WI自由呼吸成像。如果没有这些序列则可以使用多次激励平均的方式来消除运动伪影。

　　增强扫描对于腹部来说非常重要，以诊断为目的的扫描多采用动态增强扫描，这就要求在非常短的时间内完成一期扫描，一般采用的是屏气期间进行信号采集。而以放疗模拟定位为目的则不需要进行动态增强扫描，只需要注射对比剂后进行延迟强化就完全能够满足靶区勾画的要求，可以采用3D自由呼吸T1WI序列或者多次激励平均的3D序列。

　　腹部MR-sim常规平扫一般采用2～3个序列，分别是TSE T2WI、T2S T2WI脂肪抑制、3D梯度回波T1WI。脂肪抑制对于显示病灶非常重要，如果不进行增强扫描，则推荐必须要使用T2WI脂肪抑制序列。如果要采用增强扫描，则该序列可以选做。扫描层厚一般采用3mm，层间距为0。由于腹部的T1WI都是采用3D序列，所以层厚甚至可以更薄。而对于T2WI序列来说，3mm层厚有一定的难度，此时由于层厚变薄，需要扫描的序列更多，扫描时间延长，而且图像信噪比会下降，所以需要增加信号激励次数以提高图像信噪比。扫描层数根据需要成像的范围，如果仅仅扫描肝，则仅仅需要60～80层就能完成；如果需要更大的覆盖范围，扫描层数就必须增加。扫描层数越多，扫描时间越长，所以需要注意权衡。空间分辨率推荐层面内采集体素大小为1.5mm×1.5mm左右。

如果是需要引导SBRT治疗，则扫描的层厚可能要更薄，如达到1.5mm或者2mm。此时对于T1WI序列比较容易实现，对于T2WI由于是采用2D扫描，此时层厚太薄图像信噪比低，成像难度大。所以，对于SBRT，推荐采用增强的T1WI来扫描（表5-12）。

表5-12　腹部MR-sim扫描常用序列

	扫描序列		说明
权重（对比度）	扫描模式	方位	
T2	2D	三方位	磁共振定位线扫描
T2	2D	横轴位	主要显示病变，便于对靶区的勾画
T2 FS（脂肪抑制）	2D	横轴位	增加脂肪抑制后，病灶显示得更清晰
T1	3D	横轴位	主要显示解剖结构
T1＋C增强扫描	3D	横轴位	对病灶及周围结构的显示更清楚，用于靶区勾画

如图5-27所示，腹部MR-sim扫描得到的T2WI图像。采用抗运动伪影的风车技术multivane（MV），该序列又可以写作T2WI MV。如果没有这种抗运动伪影序列，则可以使用膈肌导航技术，通过导航条监测呼吸运动从而达到呼吸补偿的目的。表5-13是该序列的扫描参数推荐，根据采样的运动补偿技术不同，扫描时间可能差别比较大。如果采用膈肌导航，则实际上的扫描时间会

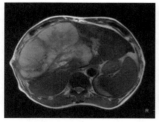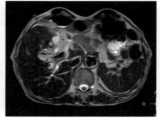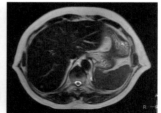

图5-27　腹部模拟定位T2WI图像

延长，因为并不是所有的采样点都被用于最后图像的重建。

表5-13　腹部T2WI序列推荐扫描参数

参数	参数值
扫描层厚	3.0mm
层间距	0
扫描层数	60～90（根据不同扫描范围决定）
扫描视野	450mm（前后）×450mm（左右）
层内空间分辨率	1.35mm×1.35mm
冻结呼吸运动方式	抗运动伪影序列或者采用膈肌导航
扫描时间	5～8分钟

进行脂肪抑制除了能够更加突显病灶，还有一个优势就是，高信号的脂肪组织被抑制掉了，腹壁的呼吸运动伪影就更加不明显了（图5-28）。结合了脂肪抑制技术之后，一般扫描时间会略微增加，并且图像信噪比会下降，所以该序列的层面内分辨率可以适当地降低一点。脂肪抑制技术一般采用的是频率选择法，该技术对磁场均匀性要求比较高，进行这个序列扫描的时候需要额外施加匀场。表5-14是该序列的扫描参数推荐，根据采样的运动补偿技术不同，扫描时间可能差别比较大。

图5-29是两个不同患者的腹部T1WI图像，可以发现每一层都有4个不同对比度的图像，从左到右的图像依次为：水像图（进行了脂肪抑制，把脂肪

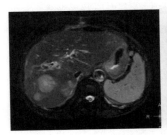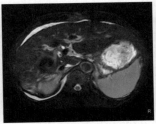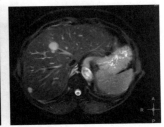

图5-28　腹部模拟定位T2WI脂肪抑制图像

表5-14　腹部T2WI脂肪抑制序列推荐扫描参数

参数	参数值
扫描层厚	3.0mm
层间距	0
扫描层数	60～90（根据不同扫描范围决定）
扫描视野	450mm（前后）×450mm（左右）
层内空间分辨率	1.6mm×1.6mm
冻结呼吸运动方式	抗运动伪影序列或者采用膈肌导航
扫描时间	6～9分钟

信号去掉）、in phase同相位图像、out of phase反相位图像、脂肪像图（把水信号抑制，保留脂肪的高信号）。这种一次扫描出四组图的技术目前广泛地应用于腹部T1WI扫描，这种技术又叫做DIXON技术。普通诊断检查，是让患者屏气完成这种序列的扫描，扫描时间一般是15～18秒。而对于放疗模拟定位扫描，不能让患者屏气，可以使用特殊的序列，如飞利浦的3D VANE XD mDIXON，该序列一次扫描可以出4组图并且可以抗运动伪影。如果没有抗运动伪影技术，则可以将信号采集次数提高到6～8次，通过平均的方式也能够得到没有运动伪影的图像。即使采用了8次信号采集，扫描时间也并不

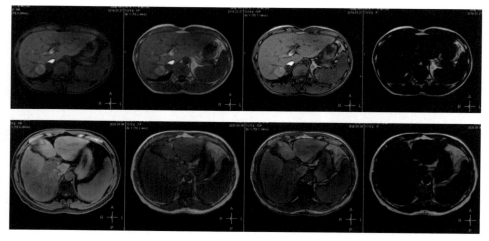

图5-29　腹部模拟定位T1WI图像

长，一般在1～2分钟，所以非常适合进行腹部的T1WI扫描。表5-15是该序列的扫描参数推荐，需要注意的是不同的冻结呼吸运动方式，扫描时间是不同的。

表5-15 腹部T1WI序列推荐扫描参数

参数	参数值
扫描层厚	3.0mm
层间距	0
扫描层数	60～90（根据不同扫描范围决定）
扫描视野	450mm（前后）×450mm（左右）
层内空间分辨率	1.35mm×1.35mm
冻结呼吸运动方式	多次信号采集平均、3D抗运动伪影技术
扫描时间	1～2分钟（多次信号采集平均）、3～5分钟（3D抗运动伪影技术）

腹部增强扫描也采用T1WI，但是必须施加脂肪抑制技术，所以也可以直接采用平扫使用的DIXON技术，得到水像图，也就是脂肪抑制图。扫描参数和平扫几乎一致。如图5-30所示，腹部SBRT模拟定位扫描，注射对比剂以后行增强扫描。表5-16是该序列的扫描参数推荐，需要注意的是不同的冻结呼吸运动方式，扫描时间是不同的。

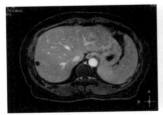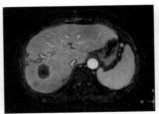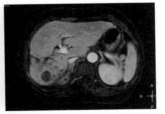

图5-30 腹部模拟定位T1WI增强图像

表 5-16　腹部 T1WI 增强序列推荐扫描参数

参数	参数值
扫描层厚	3.0mm
层间距	0
扫描层数	60 ~ 90（根据不同扫描范围决定）
扫描视野	450mm（前后）×450mm（左右）
层内空间分辨率	1.35mm ×1.35mm
冻结呼吸运动方式	多次信号采集平均、3D 抗运动伪影技术
扫描时间	1 ~ 2 分钟（多次信号采集平均）、3 ~ 5 分钟（3D 抗运动伪影技术）

　　如果是模拟定位引导 cyberknife 治疗，则要求层厚更薄，可能达到 1.5 ~ 2mm，这样需要增加扫描层数以满足扫描范围。为了提高图像信噪比，可以采用 3mm 层厚、-1.5mm 的层间距来实现。一般对于 cyberknife 治疗的患者，进行一个增强扫描即可，采用 3D 的腹部增强序列可以实现（图 5-31）。

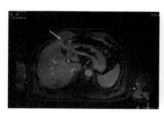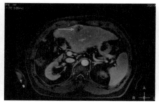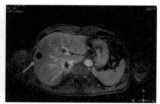

图 5-31　磁共振引导 cyberknife 治疗模拟扫描，T1WI 增强图像

注：箭头所示为病灶。

　　图 5-31 采用 T1WI 增强扫描，和常规模拟定位扫描类似，其他扫描参数变化不大，主要就是层厚更薄、扫描层数更多。表 5-17 是该序列的扫描参数推荐，需要注意的是，由于磁共振序列不同，扫描参数不同，不同厂家之间参数设置也存在差异，所以这里主要列出了该序列比较重要的参数，实际情况根据不同医院的设备可以做适当调整。

　　由于腹部不是刚性器官，本身存在呼吸运动，并且不同时刻人体内脏的情况也不一致。所以腹部的 MR-sim 扫描以前很少做，一是因为呼吸运动的问题，控制好呼吸运动比较难；其二是由于磁共振扫描时间远远大于 CT，这么

表5-17 用于cyberknife的腹部T1WI增强序列推荐扫描参数

参数	参数值
扫描层厚	3.0mm
层间距	−1.5mm
扫描层数	120～150（根据不同扫描范围决定）
扫描视野	350mm（前后）×450mm（左右）
层内空间分辨率	1.3mm×1.3mm
扫描时间	3～6分钟

长时间的扫描如何更好地保证一致性也是一个难点。近几年，随着磁共振抗运动伪影序列的发展及扫描速度的提高，腹部MR-sim扫描开展的医院也越来越多。和头颅、头颈部不同，不同影像模态的扫描，图像之间配置、融合是一个相对比较难的问题。腹部的CT和MR图像融合不可能是刚性融合，一般会采用形变融合。在放疗模拟定位扫描的要求下，尽量不改变患者轮廓，不让患者屏气，而又达到没有呼吸运动伪影的图像，同时还能够良好地和CT图像融合，上面推荐的序列也是笔者在多家医院反复实践，发现融合效果相对比较好的。

图5-32所示病例，最左边是采用抗运动伪影技术的T2WI MV序列做的MR-sim图像；中间是患者前面做的4D CT的增强扫描；最右边是这两组图像的融合。可以发现图像的配准及一致性还是非常高的。

3D T1WI序列可以用于腹部MR-sim的平扫和增强，该序列也非常重要。4D CT扫描都是采用自由呼吸的方式，所以3D T1WI也尽量使用自由呼吸方式，采用3D VANE XD自由呼吸扫描技术得到无运动伪影的T1WI图像，该图

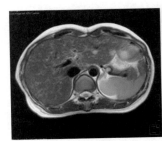 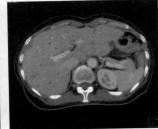 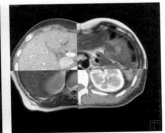

MR：T2WI MV CT：4D CT MR-CT 融合图像

图5-32 同一个患者的腹部MR-sim和CT-sim图像及融合图像

像和4D CT进行配准效果也不错（图5-33）。

腹部MR-sim有时候也可以进行功能扫描，如DWI序列。如果不进行增强扫描，推荐额外增加一个DWI序列。很多比较小的病灶，不仅在CT图像上难以显示，在常规的T1WI、T2WI上也容易漏掉，而采用DWI则比较敏感（图5-34）。

如图5-34所示，腹部模拟定位扫描，采用T2WI、T2WI脂肪抑制、T1WI

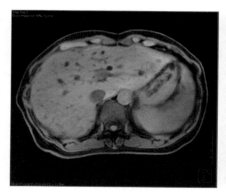
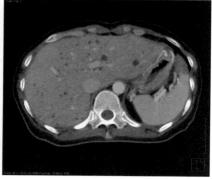

图5-33　同一个患者的3D T1WI VANE XD和4D CT配准

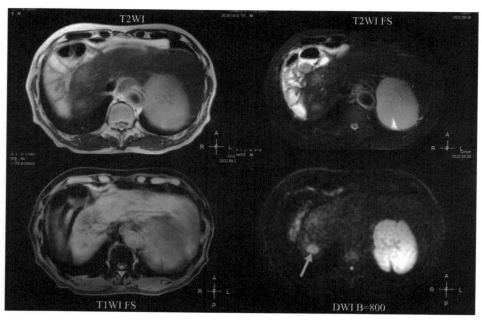

图5-34　DWI对病灶更敏感（箭头所示）

脂肪抑制及DWI等序列，可以发现在平扫阶段，T1WI脂肪抑制及T2WI脂肪抑制病灶显示非常不明显，而同一层面的DWI图像，可以清晰地发现病灶并且能够勾勒出清楚的边界。

第六节　胸部磁共振模拟扫描流程

胸部及肺部扫描主要以CT为主，MRI由于其成像原理决定了其在肺部的应用方面受到了一定的限制。这是因为：①MRI成像是以氢原子核为信号来源，而肺部及肺泡的含氢量非常少；②肺部由于含有大量气体导致局部磁场均匀性下降，影响图像质量。

CT模拟扫描虽然是胸部最常用的引导放疗的影像技术，然而其软组织对比度差，并且对于肺癌与阻塞性肺炎及肺不张在图像上无法鉴别。例如，CT增强扫描图像中，肺癌肿瘤区及阻塞性肺不张区域都表现为强化，这种情况对于肿瘤靶区的精准勾画是一个非常大的挑战。所以仅以CT图像为依据进行的靶区勾画与计划制订，提高了危及器官射线受量增加的风险，如放射性肺炎等发生率上升。而MRI模拟定位扫描则很好地解决了这个问题，MRI增强及功能成像在纵隔定性诊断及鉴别肺不张与治疗后肺癌复发方面有其独有的优势。

和腹部相同，胸部MR-sim扫描也需要考虑呼吸运动对图像的影像，基本上可以采用腹部类似的抗运动伪影序列进行扫描。胸部MR-sim扫描采用的序列还是主要以T2WI为主，可以结合脂肪抑制表5-18。需要注意的是，由于胸部含有气体及局部磁场均匀度不佳，行选择性的频率脂肪抑制可能效果不佳。T1WI序列也可以进行扫描，还可以使用DIXON技术一次扫描同时出4组图（同相位图、反相位图、脂肪抑制图、水抑制图），可以提供更多的图像信息。使用DIXON技术扫描必须采用屏气，扫描前需要训练患者呼吸。增强扫描可以更灵敏地发现病灶，如果有必要可以进行增强扫描，注射对比剂后行T1WI序列的扫描。磁共振是多参数成像，所以目前还没有明确的指南和标准规定MR-sim扫描必须扫几个序列。可以选择进行普通平扫或者平扫加增强扫描，扫描序列可以选择同时完成T1WI、T2WI，或者仅扫描某一个或某两个。

表5-18　胸部MR-sim扫描常用序列

扫描序列			说明
权重（对比度）	扫描模式	方位	
T2	2D	三方位	磁共振定位线扫描
T2	2D	横轴位	主要显示病变，便于对靶区的勾画
T2 FS（脂肪抑制）	2D	横轴位	增加脂肪抑制后，病灶显示得更清晰
T1	3D或2D	横轴位	主要显示解剖结构，便于进行危及器官的勾画
T1＋C	3D或2D	横轴位	对病灶及周围结构的显示更清楚，用于靶区勾画

　　胸部MR-sim基本上可以采用和腹部类似或者同样的序列进行扫描，常规平扫一般采用2D序列，国内大部分医院层厚采用3mm或5mm，层间距为0。增强扫描则采用3D序列进行，层厚可更薄。扫描层数根据需要成像的范围，一般推荐扫描70～90层。扫描层数越多，扫描时间越长，所以需要注意权衡。空间分辨率推荐层面内采集体素大小为1.5mm×1.5mm左右。

　　下面是胸部模拟定位扫描的基本流程及步骤，大部分和腹部类似，只是线圈摆放的位置要靠上，以胸部为中心：

　　（1）在磁共振系统中录入患者的基本信息，这些信息包括：患者姓名、检查号、检查的体位（仰卧位还是俯卧位）、检查部位、体重等。

　　（2）进行胸部扫描均采用头先进仰卧位，患者仰卧在磁共振扫描床上，双手上举，进行基本的摆位操作（图5-35）。

　　（3）选择合适的体位固定器以完成精准的摆位，胸部模拟定位扫描一般会使用磁共振兼容的真空垫或者发泡胶垫，如果是进行SBRT则还会有额外的体位固定装置。

　　（4）放置MR外部参考标记点。

　　（5）利用外置的三维激光灯对齐几个关键的标记点。

　　（6）放置磁共振接收线圈，胸部扫描范围比较大，一般都是使用体部线圈（图5-36）。

　　（7）将需要成像的部位送入磁体等中心，完成这一步后记得关闭外置激光灯，因为外置激光灯在扫描过程中可能会对图像质量造成轻微的影响。

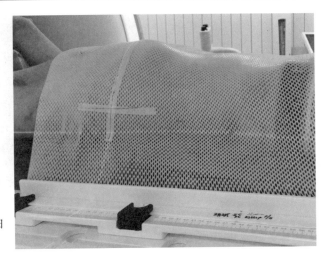

图 5-35　胸部模拟定位扫描患者摆位

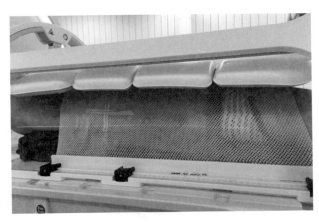

图 5-36　胸部模拟定位线圈

（8）在磁共振操作界面选择需要的扫描序列。

（9）先进行定位像的扫描，待三方位定位像图像出来以后，再进行序列位置的画线定位。放疗模拟扫描定位画线相对比较简单，采用横轴位定位，3个方位均不加角度，扫描框的视野覆盖完需要成像的范围即可。为了避免血管搏动产生伪影，可以在扫描范围的上、下方向分别施加饱和带以抑制血管信号，消除血管搏动伪影（图5-37）。

（10）启动序列扫描。

（11）扫描完成后将磁共振图像传到相应的放疗计划系统（TPS）或者工作站。

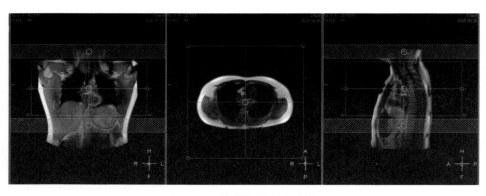

图 5-37　胸部扫描定位画线
注：蓝色条带为饱和带。

　　扫描定位后，一定要检查一下定位线有没有加角度，必须要保证定位线 3 个方位都是没有加角度的。

　　胸部 MR-sim 扫描中，T2WI 序列是非常重要的，可以采用和腹部相同的 2D T2WI MV 序列，该序列可以在自由呼吸情况下完成没有伪影的图像（图 5-38）。如果没有这种抗运动伪影序列，则可以使用膈肌导航技术，通过导航条监测呼吸运动从而达到呼吸补偿的目的。表 5-19 是该序列的扫描参数推荐，根据采样的运动补偿技术不同，扫描时间可能差别比较大。如果采用膈肌导航，则实际

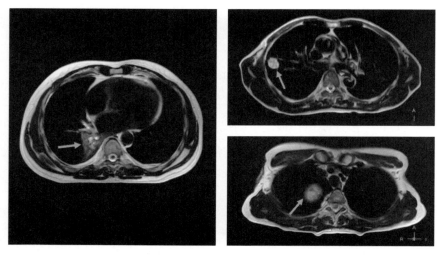

图 5-38　胸部模拟定位扫描 T2WI
注：箭头所示为病灶。

上的扫描时间会延长，因为并不是所有的采样点都被用于最后图像的重建。

表 5-19　胸部 T2WI 序列推荐扫描参数

参数	参数值
扫描层厚	3.0mm
层间距	0
扫描层数	60 ～ 90（根据不同扫描范围决定）
扫描视野	450mm（前后）×450mm（左右）
层内空间分辨率	1.35mm ×1.35mm
冻结呼吸运动方式	抗运动伪影序列或者采用膈肌导航
扫描时间	4 ～ 7分钟

脂肪抑制的 T2WI 序列也非常重要，该序列在平扫中将脂肪信号抑制，便于观察病变组织（图 5-39）。需要注意的是，胸肺部由于含有气体并且局部磁场均匀性相对较差，所以进行脂肪抑制有一定难度。推荐使用匀场框或者高阶匀场功能进一步增加磁场的均匀度，保证脂肪抑制的均匀性。表 5-20 列出了

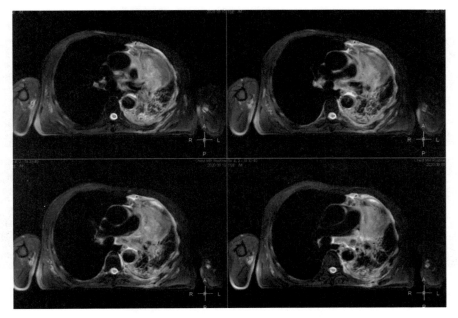

图 5-39　胸部模拟定位 T2WI 脂肪抑制图像

该序列的主要扫描参数。

表 5-20　胸部 T2WI 脂肪抑制序列推荐扫描参数

参数	参数值
扫描层厚	3.0mm 或 5.0mm
层间距	0
扫描层数	40～60（根据不同扫描范围决定）
扫描视野	450mm（前后）×450mm（左右）
层内空间分辨率	1.4mm×1.4mm
冻结呼吸运动方式	抗运动伪影序列或者采用膈肌导航
扫描时间	4～6分钟

采用和腹部模拟定位扫描类似的序列进行胸部 T1WI 成像，一次扫描可以同时出多种对比度图像（图 5-40）。如果没有 3D 抗运动伪影序列则可以采用增加信号采集次数的方法来消除呼吸运动伪影。表 5-21 是该序列的扫描参数推荐，根据不同的冻结呼吸运动方法，扫描时间有所不同。

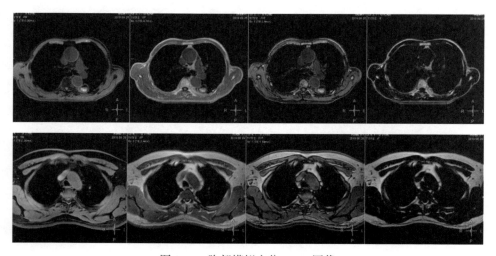

图 5-40　胸部模拟定位 T1WI 图像

表 5-21 胸部 T1WI 序列推荐扫描参数

参数	参数值
扫描层厚	3.0mm
层间距	0
扫描层数	60～90（根据不同扫描范围决定）
扫描视野	450mm（前后）×450mm（左右）
层内空间分辨率	1.35mm×1.35mm
冻结呼吸运动方式	多次信号采集平均、3D抗运动伪影技术
扫描时间	1～2分钟（多次信号采集平均）、3～5分钟（3D抗运动伪影技术）

对于肺部比较大的病灶或者纵隔大的占位，一般平扫就可以显示得非常清楚。但是如果需要鉴别及准确地勾画出阻塞性肺不张及中央型肺癌病灶，则必须采用增强扫描，仅仅使用平扫是无法识别两者的（图5-41）。

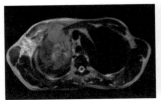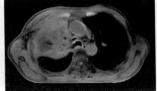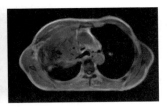

T2WI　　　　　　　T1WI FS　　　　　　T1WI IP

图 5-41 胸部模拟定位平扫图，要区分肺不张及肿瘤病灶则比较困难

胸部增强扫描可以采用和平扫相同的序列进行。如果采用DIXON技术，则主要需要观察脂肪抑制图像。增强扫描对于鉴别肺癌肿瘤区和肺不张有显著的价值，采用T1WI进行增强扫描，肺不张区域会表现为明显强化，而肿瘤病灶则强化不明显，两者之间比较容易区分。另外采用DWI技术也可以为鉴别肿瘤组织和远端肺不张组织提供依据。进行扫描后，采用定量的ADC图进行评价，肿瘤组织的ADC值更低，而远端肺不张组织则相对较高，两者之间可以区分边界（图5-42）。

图5-42所示采用DWI扫描，进行两个B值（0，800）成像，得到定量的ADC图。图中ADC值低的区域是肿瘤组织，外侧稍高的区域则是肺不张组

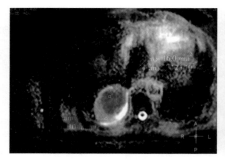
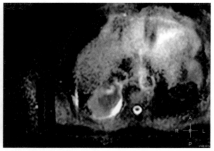

图5-42　ADC图用于区分肿瘤组织和肺不张组织

织，两者边界比较明显。

　　由于胸部是一个运动的部位，图像质量会受到呼吸运动及心脏搏动的影响，不同时刻的模拟定位扫描图像位置的一致性及CT图像与MR图像融合是一个比较大的挑战。一般的放疗计划还是以CT图像作为主影像，所以以MR模拟定位扫描推荐采用和CT同样的方式扫描。例如，CT如果采用屏气扫描，则MR也应该采用同样的方式；CT如果采用自由呼吸或者4D CT扫描，则MR也尽量采用自由呼吸扫描。

　　图5-43所示，同一个患者，CT增强采用自由呼吸扫描，则MR也采用自由呼吸扫描，这样在进行图像配准及融合的时候，一致性会更高。如果CT模拟定位扫描采用的是4D CT，则可以选择最适合的呼吸时相和MR图像进行融合。

　　图5-44是已经在TPS完成了CT-MR配准融合的病例，左边是MR模拟扫描的T1WI，采用3D抗运动伪影序列扫描得到，右边是CT增强。两种

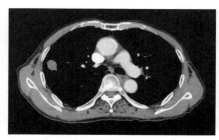
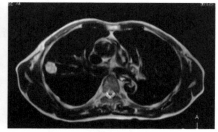

CT 增强　　　　　　　　　　　　　　　　　MR 平扫 T2WI

图5-43　同一个患者同一层面CT增强图像和MR平扫T2WI

扫描均在患者自由呼吸状态下完成。TPS里显示同一层面一致性还是非常高的。

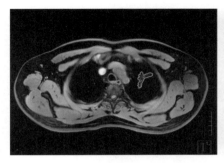
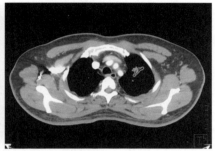

图5-44 在TPS中完成融合的CT-MR图像

除了常规的解剖序列用于靶区勾画，MRI功能成像还可以用于中央型肺癌及肺不张的鉴别及疗效评估、随访等（图5-45、图5-46）。

如图5-47所示，是一个肺癌患者治疗过程中多次进行MR-sim扫描，第一排显示的是不同时期对应的患者的T2WI图像，可以发现随着治疗的进展，病灶大小缩小。第二排及第三排是不同时期对应的患者DWI图像及ADC图，随着治疗进行，肿瘤内部信号逐渐变化。

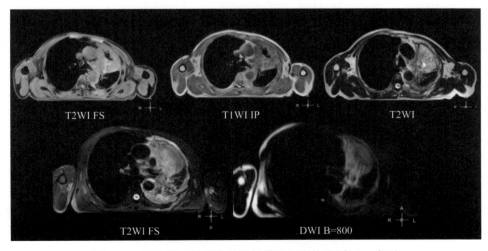

图5-45 图像用于肿瘤病灶及远端肺不张的鉴别DWI序列

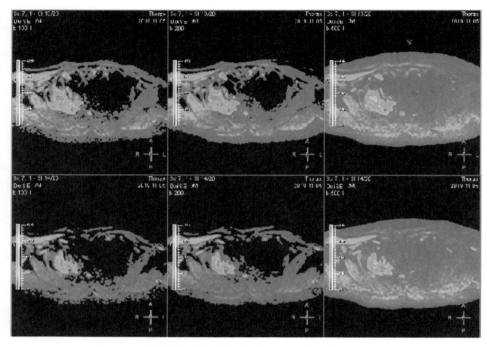

图5-46　图像用于肺不张扫描的MR功能成像DWI-IVIM

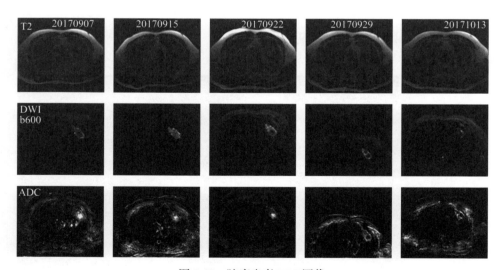

图5-47　肺癌患者DWI图像

第七节　盆腔磁共振模拟扫描流程

和CT图像相比，磁共振图像的超高软组织对比度对于盆腔来说也非常重要。除了能够更高地显示盆腔相关的主要器官如子宫、前列腺，还可以更细致地显示盆腔的骨肌系统。盆腔模拟定位扫描根据体位不同，有不同的摆位方法。可以采用仰卧位扫描，如常规的子宫扫描；也可以采用俯卧位扫描，如直肠或者前列腺扫描。采用的线圈一般是体部线圈。不同体位扫描固定装置是不同的，如果采用俯卧位扫描，一般会使用浮板。

下面是盆腔模拟定位扫描的基本流程及步骤：

（1）在磁共振系统中录入患者的基本信息，这些信息包括：患者姓名、检查号、检查的体位（仰卧位还是俯卧位）、检查部位、体重等。

（2）根据需要采用不同的体位，图5-48所示是头先进仰卧位，患者仰卧在磁共振扫描床上，进行基本的摆位操作。

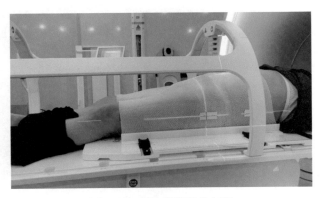

图5-48　盆腔模拟定位扫描

注：仰卧位，激光灯对齐标记点。

部分扫描需要俯卧位，这个时候需要浮板使得患者在俯卧位的时候下腹部可以下坠。图5-49所示是头先进俯卧位，患者趴在浮板上。

（3）选择合适的体位固定器以完成精准的摆位，盆腔模拟定位扫描一般会使用磁共振兼容的真空垫或者发泡胶垫，俯卧位则需要浮板（图5-50）。

（4）放置MR外部参考标记点。

（5）利用外置的三维激光灯对齐几个关键的标记点。

（6）放置磁共振接收线圈，盆腔扫描范围比较大，一般都是使用体部线圈

139

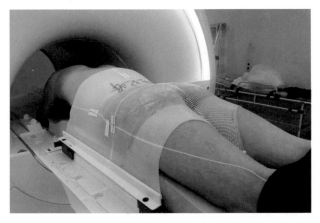

图 5-49　盆腔模拟定位扫描

注：俯卧位，需要用到浮板（绿色的），激光灯对齐标记点。

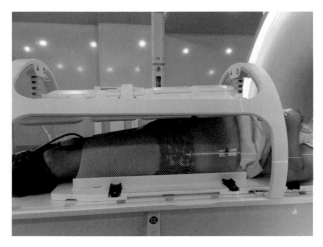

图 5-50　盆腔模拟定位扫描

注：对好位置后，放置体部线圈。

（图 5-51）。

（7）将需要成像的部位送入磁体等中心，完成这一步后记得关闭外置激光灯，因为外置激光灯在扫描过程中可能会对图像质量造成轻微的影响。

（8）在磁共振操作界面选择需要的扫描序列。

（9）先进行定位像的扫描，待三方位定位像图像出来以后，再进行序列位置的画线定位。扫描框的视野覆盖完需要成像的范围，不需要加角度。为了避

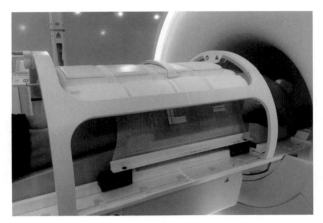

图5-51 盆腔模拟定位扫描

注：俯卧位，对好位置后，放置体部线圈，下面的绿色是浮板。

免血管搏动产生伪影，可以在扫描范围的上方也就是动脉流入的方向施加饱和带以抑制血管，消除血管搏动伪影（图5-52）。需要注意施加饱和带可能会导致T1WI序列成像时间延长。

（10）启动序列扫描。

（11）扫描完成后将磁共振图像传到相应的放疗计划系统（TPS）或者工作站。

虽然和腹部不同，但是盆腔扫描有时候也会受到呼吸运动的影响，特别是成像区域靠头侧的一方。另一个问题就是，俯卧位的扫描难度更大，因为呼吸

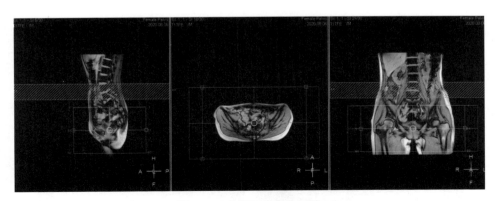

图5-52 盆部扫描定位画线

注：蓝色条带为饱和带。

运动可能会从体侧传递到背侧，所以如果是俯卧位扫描，推荐采用抗运动伪影序列，如T2WI MV序列。

盆腔MR-sim的扫描序列同样包括T2WI、T2WI脂肪抑制、T1WI以及增强扫描的T1WI。常规的磁共振盆腔扫描是不需要膀胱过度充盈的，这会导致液体搏动伪影，但是放疗定位需要和CT图像融合，所以一般患者膀胱是充盈的，扫描的时候需要注意。盆腔的轮廓比较大，所以扫描FOV一般比较大，空间分辨率推荐使用1.2mm×1.2mm的采集体素，根据CT重建层厚来决定MR扫描层厚，一般是3mm或者5mm（表5-22）。

表5-22　盆腔MR-sim扫描常用序列

扫描序列			说明
权重（对比度）	扫描模式	方位	
T2	2D	三方位	磁共振定位线扫描
T2	2D或3D	横轴位	主要显示病变，便于对靶区的勾画
T2 FS（脂肪抑制）	2D或3D	横轴位	增加脂肪抑制后，病灶显示得更清晰
T1	2D或3D	横轴位	主要显示盆腔的骨肌系统
T1＋C增强扫描	2D或3D	横轴位	对病灶及周围结构的显示更清楚，用于靶区勾画

图5-53、图5-54是盆腔MR-sim的T2WI图像，采用的是比较常规的仰卧位，一般情况下直接采用常规的T2WI序列即可，扫描层面越靠近腹部则越可能产生一些腹部呼吸运动伪影。表5-23是该序列的扫描参数推荐，实际情况根据不同医院的设备可以做适当调整。

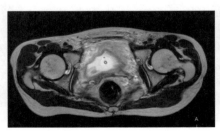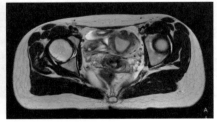

图5-53　盆腔模拟定位T2WI图像（仰卧位）

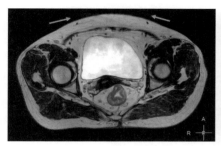
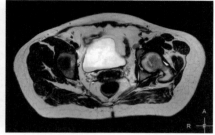

图5-54 直肠模拟定位T2WI图像

注：红箭头所示，靠头侧腹壁的一些呼吸运动伪影。

表5-23 盆腔T2WI序列推荐扫描参数

参数	参数值
扫描层厚	3.0mm 或 5.0mm
层间距	0
扫描层数	40 ～ 60（根据不同扫描范围决定）
扫描视野	350mm（前后）×480mm（左右）
层内空间分辨率	1.2mm ×1.2mm
扫描时间	2 ～ 4分钟

　　如果是采用俯卧位扫描，则最好使用抗运动伪影技术，如multivane，否则呼吸运动伪影太大影响图像的使用及靶区的勾画。采用T2WI结合multivane可能导致扫描时间增加，但是这是非常值得的。

　　图5-55俯卧位T2WI采用抗运动伪影的风车技术，该序列可以表示为T2WI MV，和常规的T2WI序列相比扫描时间有所延长。表5-24是该序列的扫

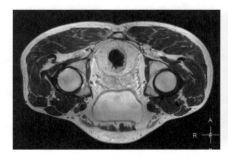
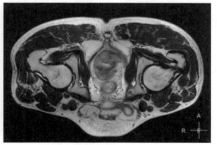

图5-55 直肠模拟定位T2WI图像（俯卧位）

描参数。

表 5-24　盆腔 T2WI MV 序列推荐扫描参数

参数	参数值
扫描层厚	3.0mm 或 5.0mm
层间距	0
扫描层数	40 ～ 60（根据不同扫描范围决定）
扫描视野	350mm（前后）×480mm（左右）
层内空间分辨率	1.2mm ×1.2mm
扫描时间	3 ～ 6分钟

　　类似于腹部，在平扫中 T2WI 脂肪抑制序列的作用是非常重要的，可以更灵敏地显示病灶。所以如果是平扫，建议一定要加上 T2WI 脂肪抑制序列，如果可以做增强扫描则该序列可以根据情况决定是否增减。

　　图5-56左边是男性盆腔的 T2WI 脂肪抑制图像，右边是女性盆腔的 T2WI脂肪抑制图像。采用脂肪抑制之后，一般病灶会更容易显示，并且由于抑制了腹壁脂肪组织，呼吸运动伪影会相对减弱，但是扫描时间会延长。下面是该序列的扫描参数推荐，实际情况根据不同医院的设备可以做适当调整。表5-25是该序列的扫描参数推荐。

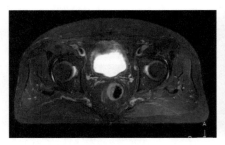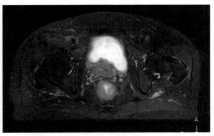

图 5-56　盆腔模拟定位T2WI脂肪抑制图像（仰卧位）

表 5-25　盆腔 T2WI 脂肪抑制序列推荐扫描参数

参数	参数值
扫描层厚	3.0mm 或 5.0mm
层间距	0
扫描层数	40～60（根据不同扫描范围决定）
扫描视野	350mm（前后）×480mm（左右）
层内空间分辨率	1.5mm×1.5mm
扫描时间	3～5分钟

　　盆腔的 T1WI 序列可以采用普通的 2D 或者 3D 序列，也可以采用抗运动伪影的 3D 序列。

　　一般来讲，仰卧位图像基本上没有呼吸运动伪影，除非是成像层面太靠近腹部（图 5-57）。表 5-26 是该序列的扫描参数推荐，实际情况根据不同医院的设备可以做适当调整。

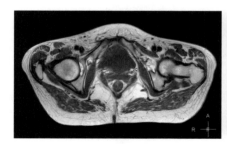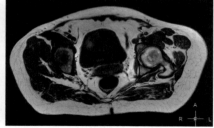

图 5-57　盆腔模拟定位 T1WI 图像（仰卧位）

表 5-26　盆腔 T1WI 序列推荐扫描参数

参数	参数值
扫描层厚	3.0mm 或 5.0mm
层间距	0
扫描层数	40～60（根据不同扫描范围决定）
扫描视野	350mm（前后）×480mm（左右）
层内空间分辨率	1.0mm×1.0mm
扫描时间	2～3分钟

盆腔俯卧位图T1WI和俯卧位一样可以采用相同的序列（图5-58），有时候仰卧位的图像比较容易产生伪影，则可以采用类似腹部抗运动伪影的T1WI 3D VANE XD序列。表5-27是该序列的扫描参数推荐。

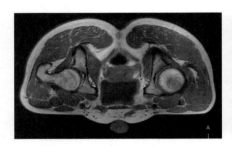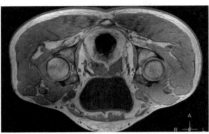

图5-58　盆腔模拟定位T1WI图像（俯卧位）

表5-27　盆腔T1WI 3D VANE XD序列推荐扫描参数

参数	参数值
扫描层厚	3.0mm或5.0mm
层间距	0
扫描层数	40～60（根据不同扫描范围决定）
扫描视野	350mm（前后）×480mm（左右）
层内空间分辨率	1.3mm×1.3mm
扫描时间	3～4分钟

增强扫描也是非常重要的序列，能够清晰地显示强化的病灶及血管，对于淋巴结也非常灵敏。采用T1WI序列进行增强扫描，必须要结合脂肪抑制技术。由于扫描层厚比较薄，可以采用3D的扰相梯度回波T1WI序列来进行盆腔增强扫描（图5-59）。

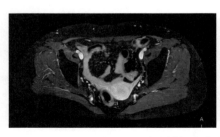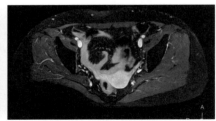

图5-59　盆腔模拟定位增强T1WI图像（仰卧位）

表5-28是该序列的扫描参数推荐，实际情况根据不同医院的设备可以做适当调整。

表5-28　盆腔增强T1WI序列推荐扫描参数

参数	参数值
扫描层厚	3.0mm或5.0mm
层间距	0
扫描层数	40～60（根据不同扫描范围决定）
扫描视野	350mm（前后）×480mm（左右）
层内空间分辨率	1.0mm×1.0mm
扫描时间	1～2分钟

常规的增强扫描是在注射对比剂后进行，另外还可以进行动态增强扫描，就是一边注射对比剂一边进行扫描，通过分析图像得到时间-信号强度曲线，可以进行半定量的测量，如相对强化率等。这对于判断病灶良恶程度及评估预后是有帮助的。

另一种动态增强扫描则可以得到绝对的定量灌注参数，如反映血管通透性的容积转运常数（ktrans），这种动态增强扫描又叫做渗透性分析，可以用于盆腔肿瘤的疗效评估及治疗随访（图5-60）。

如图5-61所示，采用动态对比增强扫描的序列进行盆腔灌注成像，左下和右下可以分别得到相关ROI区域的定量参数值及时间-信号强度曲线。该技术采用以T1WI为对比度的动态对比增强扫描，可以用于肿瘤的疗效评估及随访。

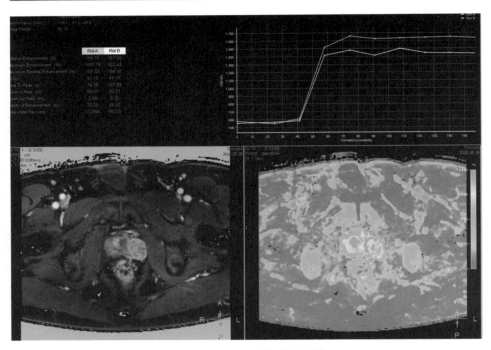

图5-60　前列腺动态增强扫描

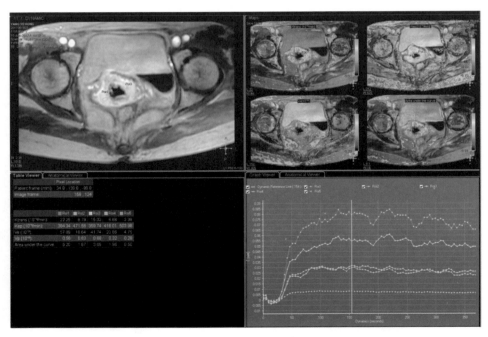

图5-61　盆腔的DCE扫描

第八节 乳腺磁共振模拟定位扫描流程

一般情况下乳腺进行CT模拟定位扫描即可，但是对于保乳术后患者，评估术后瘤床情况，MRI则优于CT。医师在保乳手术中，会在切除腔周围放置多个钛夹，这样可以用来在CT上对瘤床进行定位显示。而在MRI中，钛夹不会产生伪影，显示清晰。乳腺MR-sim扫描相对难度比较大，主要体现在以下几点。

1. 由于磁共振成像需要使用线圈，所以线圈的放置是非常重要的。在做乳腺扫描的时候，经常需要使用乳腺固定支架。而很多时候使用了乳腺固定支架及加了一定角度之后，就没有空间再进行磁共振接收线圈的放置了。或者仰卧位体位，放置了线圈以后，由于磁共振孔径小于CT，整个线圈无法进入磁体孔。

2. 诊断扫描体位和模拟定位扫描体位差异太大。常规的诊断扫描采用的是仰卧位，使用乳腺专用线圈，患者仰卧双乳自然下垂于线圈内。而放疗模拟定位则是采用俯卧位，体位差异非常大，也没有适合的俯卧位乳腺线圈。

3. 模拟定位仰卧位扫描乳腺，受呼吸运动影响太大，呼吸运动及心脏搏动伪影很难控制。

所以，以前在没有专门为MRI设计的磁共振兼容乳腺固定支架的情况下，基本上乳腺模拟定位扫描摆位是一个大问题。现在已经有一些为乳腺MR-sim专门设计的体位固定及支架，这些材料勉强能保证在放置接收线圈后，患者能够进入磁体孔完成扫描。但是摆位仍然需要技巧。

下面是乳腺模拟定位扫描的基本流程及步骤。

（1）在磁共振系统中录入患者的基本信息，这些信息包括：患者姓名、检查号、检查的体位（仰卧位还是俯卧位）、检查部位、体重等。

（2）进行乳腺模拟定位扫描，需要使用乳腺专用托架，先将该托架放置于扫描平板床上，然后让患者仰卧位躺在床上，双手上举于臂托内。

（3）外置激光灯对齐标记线（图5-62）。

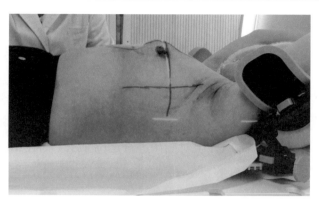

图 5-62　乳腺模拟定位扫描，仰卧位，激光灯对齐标记点

（4）放置磁共振接收线圈，一般都是使用体部线圈，有必要可以结合柔线圈（图 5-63）。

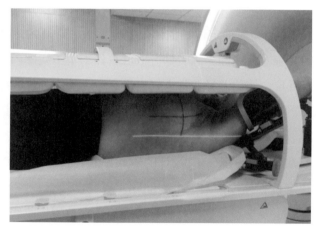

图 5-63　乳腺模拟定位扫描，对好位置后，放置体部线圈

（5）将需要成像的部位送入磁体等中心，完成这一步后记得关闭外置激光灯，因为外置激光灯在扫描过程中可能会对图像质量造成轻微的影响。

（6）在磁共振操作界面选择需要的扫描序列。

（7）先进行定位像的扫描，待三方位定位像图像出来以后，再进行序列位置的画线定位。扫描框的视野覆盖完需要成像的范围，不需要加角度。为了避免呼吸运动或者心脏搏动产生伪影，可以在乳腺后方放置饱和带以减少其运动伪影。需要注意施加饱和带可能会导致T1WI序列成像时间延长（图5-64）。

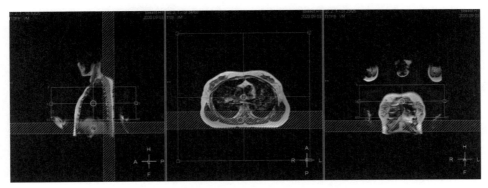

图 5-64 乳腺扫描定位画线（蓝色条带为饱和带）

（8）启动序列扫描。

（9）扫描完成后将磁共振图像传到相应的放疗计划系统（TPS）或者工作站。

乳腺 MR-sim 扫描序列包括 T2WI、T2WI 脂肪抑制、T1WI 以及增强扫描的 T1WI，诊断检查中，磁共振乳腺扫描一般进行动态增强，考虑到模拟定位的特殊体位及线圈可以不需要进行动态增强扫描。由于是仰卧位，所以呼吸运动及心脏搏动的伪影是必须要考虑的一个因素。常规的 T2WI 及 T1WI 序列得到的图像运动伪影非常明显，不利于图像观察。推荐使用抗运动伪影的 T2WI MV 序列及 3D T1WI VANE XD 序列进行扫描。相位编码方向采用左右，这样可以避免血管及心脏搏动伪影在前后方向影响乳腺的观察，扫描层厚一般采用3mm（表5-29）。

表 5-29　乳腺 MR-sim 扫描常用序列

扫描序列			说明
权重（对比度）	扫描模式	方位	
T2	2D	三方位	磁共振定位线扫描
T2	2D	横轴位	主要显示乳腺解剖结构及腺体
T2 FS（脂肪抑制）	2D	横轴位	增加脂肪抑制后，病灶及腋窝淋巴结显示得更清楚
T1	3D	横轴位	主要显示乳腺解剖结构
T1＋C增强扫描	3D	横轴位	对病灶及周围结构的显示更清楚，用于靶区勾画

　　图 5-65 为不同患者的乳腺 MR-sim 的 T2WI 图像，必须采用抗运动伪影的序列也就是结合 multivane 技术进行扫描，否则伪影非常大。表 5-30 是该序列的扫描参数。

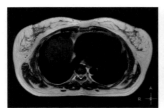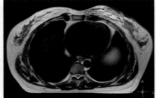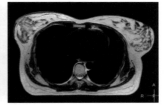

图 5-65　乳腺模拟定位 T2WI 图像

表 5-30　乳腺 T2WI MV 序列推荐扫描参数

参数	参数值
扫描层厚	3.0mm 或 5.0mm
层间距	0
扫描层数	40 ～ 60（根据不同扫描范围决定）
扫描视野	450mm（前后）×450mm（左右）
层内空间分辨率	1.2mm ×1.2mm
扫描时间	3 ～ 4分钟

　　T2WI脂肪抑制序列是非常重要的一个序列，由于乳腺含有大量脂肪组

织，在T2WI上表现为高信号，如果不进行脂肪抑制，则无法显示小病灶及淋巴结。采用化学饱和法（图5-66左）的T2WISPAIR进行脂肪抑制，由于该方法对磁场均匀度要求高，可能周边压脂不均匀，造成脂肪抑制失败，如图中红圈所示。所以推荐采用STIR技术进行脂肪抑制（图5-66右），这样脂肪抑制均匀。STIR技术虽然脂肪抑制均匀，但是图像信噪比低，所以最好不要进行大范围扫描，否则成像时间过长。表5-31是该序列的扫描参数推荐。

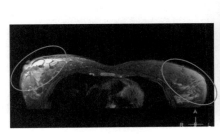
T2WI SPAIR

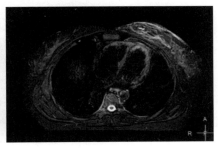
T2WI STIR

图5-66 乳腺模拟定位T2WI脂肪抑制图像

表5-31 乳腺T2WI STIR序列推荐扫描参数

参数	参数值
扫描层厚	3.0mm
层间距	0
扫描层数	60
扫描视野	280mm（前后）×380mm（左右）
层内空间分辨率	1.4mm ×1.4mm
扫描时间	5～7分钟

由于仰卧位运动伪影太大，推荐采用3D的抗运动伪影序列进行扫描。可以采用3D T1WI VANE XD序列，该序列可以减少运动伪影并且同时产生多种对比的图像（图5-67）。该序列也可以用于增强扫描。表5-32列出了该序列的扫描参数。

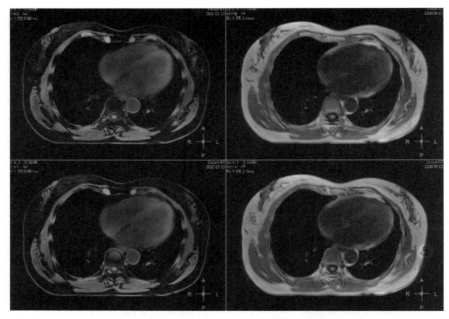

图 5-67　乳腺模拟定位 T1WI 图像

表 5-32　乳腺 T1WI 3D VANE XD 序列推荐扫描参数

参数	参数值
扫描层厚	3.0mm
层间距	0
扫描层数	60 ～ 80（根据不同扫描范围决定）
扫描视野	450mm（前后）×450mm（左右）
层内空间分辨率	1.2mm ×1.2mm
扫描时间	4 ～ 6分钟

　　增强扫描可以采用和平扫T1WI同样的序列，也就是3D T1WI VANE XD进行（图5-68）。

　　另外，磁共振功能序列DWI对于乳腺小病灶的检出能力比较强，不过该序列对磁场均匀性要求非常高。仰卧位乳腺由于双乳两侧的空气及呼吸动度影响，使得该图像质量非常差，不利于用于进行放疗。

　　如图5-69所示，是一例乳腺MR-sim扫描，一般的乳腺保乳术后为了便于定位及显示瘤床，会在病灶周围放置钛架。图中分别为T2WI、T1WI脂肪抑

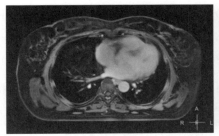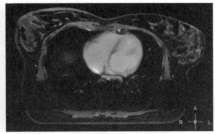

图5-68 乳腺模拟定位增强T1WI图像

制及T1WI图像，可以发现在T2WI图像中可以发现两个钛夹影（图中黄圈所示），T1WI图像中可以清晰地显示病灶周围的三个钛夹（图中彩色圈所示）。

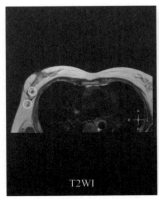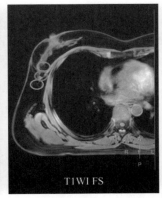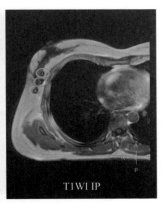

图5-69 乳腺MR-sim，显示保乳术后的钛夹

第九节 磁共振引导后装扫描流程

传统的放射治疗根据照射方式及技术可以分为外照射（external irradiation）治疗和近距离放射治疗（brachytherapy）。外照射治疗是指放射源位于体外一定距离，从不同角度集中照射人体某一部位，就是目前临床最常用的在直线加速器上进行的治疗。近距离放射治疗是指是将放射源粒子密封后直接植入被治疗的组织内或放入人体的天然腔隙内进行照射，又叫做内放射治疗或者后装治疗（after-ioad radiotherapy）。而近距离放射治疗根据方式不同又可以分为：腔

155

内近距离治疗（intracavity brachytherapy）、组织间插植（implant radiotherapy）及粒子植入（seed implantation）。

后装治疗一般用于盆腔肿瘤的治疗，磁共振由于其出色的软组织对比度，在引导后装治疗方面有其独到的优势。国外开展磁共振引导后装治疗已经非常成熟了，而国内开展得比较少，这是因为国内放疗科有磁共振专用模拟定位机的医院就比较少，而同时进行后装治疗并且方便转运的又比较少。另外，后装使用的施源器一定要满足磁共振兼容性及安全性，并且在图像中不能产生较大伪影。

磁共振引导后装治疗的流程一般为：MRI影像定位扫描→图像器官勾画→治疗计划设计→计划评估→实施治疗。

磁共振引导后装治疗对患者摆位要求非常高，一般采用头先进、仰卧位、截石位。需要注意线圈的安放。

扫描序列一般采用3个方位的T2WI序列，必要时补充T2WI脂肪抑制序列，注意不要加角度（表5-33）。这里需要特别注意矢状位扫描，由于矢状位呼吸运动比较容易产生伪影，可以使用抗运动伪影的T2WI MultiVane XD序列。

表5-33 后装治疗扫描常用序列

扫描序列			说明
权重（对比度）	扫描模式	方位	
T2	2D	三方位	磁共振定位线扫描
T2	2D或3D	横轴位	观察盆腔结构及施源器位置
T2 FS（脂肪抑制）	2D或3D	横轴位	观察盆腔结构及施源器位置
T2	2D	矢状位	观察盆腔结构及施源器位置
T2	2D	冠状位	观察宫旁结构及施源器位置

如图5-70所示，正矢状位T2WI，借助于脂肪高信号的天然对比，可以清晰地显示子宫结构及施源器位置。由于矢状位容易产生伪影，推荐使用抗运动伪影的MV技术，表5-34是该序列的推荐扫描参数。

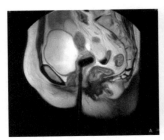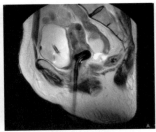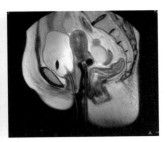

正矢状位 T2WI

图 5-70 后装治疗矢状位 T2WI 图像

表 5-34 后装治疗矢状位 T2WI MV 序列推荐扫描参数

参数	参数值
扫描层厚	4.0mm
层间距	0
扫描层数	20 ～ 30（根据不同扫描范围决定）
扫描视野	250mm（前后）×250mm（头足）
层内空间分辨率	0.8mm ×0.8mm
扫描时间	3 ～ 4分钟

横轴位进行 T2WI 扫描，如果有必要可以增加脂肪抑制序列或者直接使用 DIXON 技术，一次扫描同时产生 T2WI 和 T2WI 脂肪抑制序列（图 5-71）。

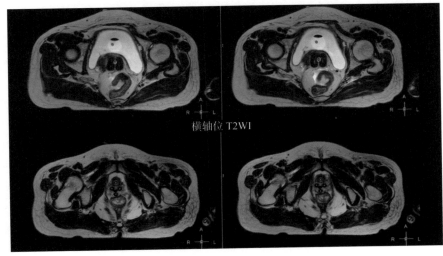

横轴位 T2WI

图 5-71 后装治疗横轴位 T2WI 图像

图5-71中可以清晰地显示施源器及标记线，表5-35是该序列的推荐扫描参数。

表5-35　后装治疗横轴位T2WI序列推荐扫描参数

参数	参数值
扫描层厚	3.0mm
层间距	0
扫描层数	45～60（根据不同扫描范围决定）
扫描视野	380mm（左右）×250mm（前后）
层内空间分辨率	0.9mm×0.9mm
扫描时间	3～4分钟

使用mDIXON-TSE序列可以一次扫描同时出两组图，如图5-72所示。

一般扫描了矢状位和横轴位图像基本上就能进行计划，必要的时候可以补充正冠状位的T2WI。

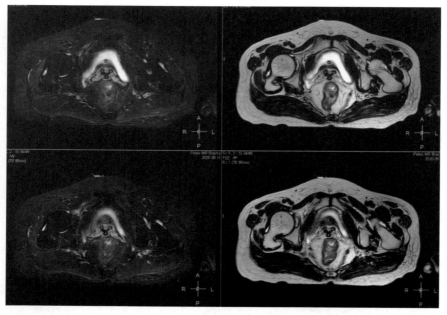

图5-72　mDIXON-TSE序列一次扫描同时产生T2WI脂肪抑制（左边）和T2WI非脂肪抑制（右边）图像

粒子植入（seed implantation）也属于近距离放射治疗的一种。由于MRI在盆腔方面对于组织器官的显示明显优于CT，所以对于靶区的勾画更精准，采用MRI引导粒子植入可以显著地优化治疗计划（图5-73）。

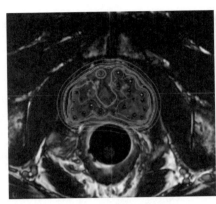
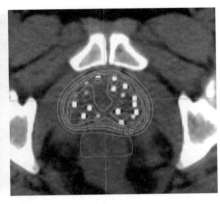

图5-73　MRI和CT引导粒子植入图像对比

注：MRI图像（左）和CT图像（右）分别用于粒子植入后的剂量评估，MRI图像中的组织结构解剖边界明显优于CT图像。

　　粒子植入治疗早期前列腺癌在欧美国家已成为标准治疗手段。对于前列腺扫描，为了提高图像的信噪比，可以采用直肠内线圈，也就是将线圈通过肛门插入直肠，这样能够获得非常好的前列腺图像（图5-74）。但是采用这种扫描方式，患者的舒适度会大大降低，而且流程比较复杂。另一种方式就是采用相控阵体部线圈，将线圈放置在盆腔或者悬空进行扫描。

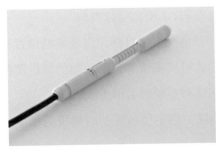
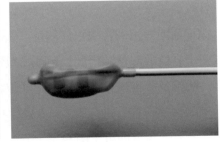

图5-74　直肠内线圈示意图

　　磁共振引导粒子植入的扫描流程及序列和后装治疗相似，主要采用正横轴位的T2WI高分辨序列进行。在磁共振T2WI和T1WI序列中，植入的碘粒子均表现为低信号，反映在图像中就是一粒一粒的小黑点。而采用T2WI则能够更好地显示前列腺及周围组织的结构。

　　如图5-75所示，分别采用体部线圈和直肠内线圈进行前列腺扫描。采用T2WI序列，图中前列腺中的黑色小点即为植入的粒子。

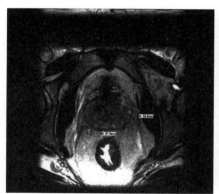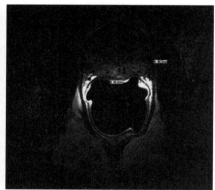

图5-75　前列腺T2WI图像

第十节　其他特殊部位的磁共振模拟定位扫描流程

　　其他部位的磁共振模拟定位扫描流程大体是一致的：患者摆位、体位固定、激光灯对齐标记点、放置线圈、送入磁体等中心、扫描。基本上MR模拟定位可以满足全身大部分部位的扫描，这点和CT模拟定位类似。

　　除了前面介绍的常规扫描部位，大部分情况根据目标成像区域的位置，都可以归于合适的部位。例如，颈椎模拟定位可以采用和颈部相似的摆位及扫描方案，胸椎及腰椎模拟定位扫描则采用胸部和盆腔的类似方式。

　　例如胸椎转移，进行胸1～3椎体扫描，则定位画线的时候覆盖相应成像区域，不要加角度即可（图5-76、图5-77）。

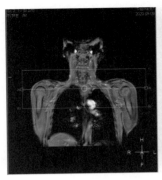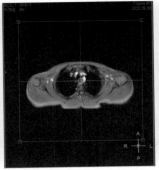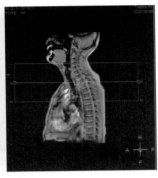

图 5-76　胸椎转移，进行相应节段的颈胸椎扫描画线定位

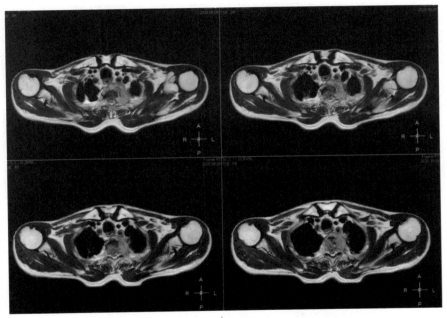

图 5-77　胸椎模拟扫描 T2WI 图像，图中所示椎体转移

同样，腰椎的扫描方法也类似，对需要成像的区域进行定位扫描即可（图 5-78）。

在骨关节系统，磁共振成像同样有优势，特别是针对软组织病变及肌肉来源的肿瘤，对于骨髓病变显示也比 CT 灵敏。四肢、长骨磁共振模拟定位扫描同其他部位类似，其中下肢扫描相对比较简单，而上肢则根据体位及固定装置合理选择摆位方式（图 5-79）。

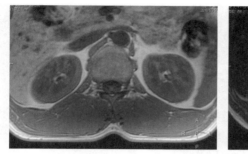
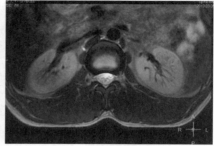

T1WI T2WI

图 5-78　腰椎 MR-sim 扫描图

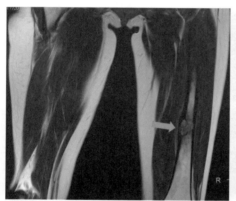
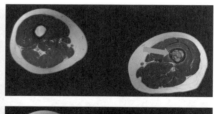
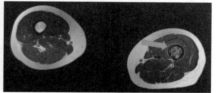

图 5-79　四肢长骨模拟定位扫描（箭头所示为病灶）

第十一节　基于磁共振影像的图像融合及靶区勾画

　　鉴于磁共振各种对比度图像的分辨率及几何失真度，一般推荐使用常规 T1 加权和 T2 加权影像与 CT 模拟影像融合或者计算类 CT 图进行靶区及危及器官的勾画。对于头部，若用于立体定向治疗，推荐使用对比剂增强后高空间分辨率轴位 3D T1 加权影像；对于非立体定向治疗，2D 和 3D T1WI 及 T2WI 或 T2 FLAIR 均可考虑使用。对于头颈部，推荐使用对比剂增强后轴位脂肪抑制 T1WI 进行肿瘤的勾画，T2 WI 进行水肿区域的辨识勾画。头部与头颈部均建议使用增强后 T1WI 与 CT 进行刚性配准融合。对前列腺，轴位的多层 2D T2WI TSE 影像用于前列腺同精囊的勾画，矢状位多层 T2 TSE 影像建议用于前列腺尖部和尿道的辨识。轴位T2WI建议用于CT刚性配准融合。对于盆腔，也建议使用T2WI与CT配准融合。

目前，磁共振功能成像及定量技术的应用仍然是临床研究的热点。初步结果显示，磁共振功能成像在肿瘤治疗反应及毒性评估中提供了有价值的信息，并且和预后结果有非常好的相关性。将磁共振功能成像数据纳入放疗工作流程中可以帮助进行靶区勾画，更重要的是基于这些数据进行自适应治疗是未来的发展趋势。特别是随着MR-Linac的临床应用，在日常的治疗前成像及自适应治疗中，利用这些功能影像信息进行频繁的自适应治疗则更具有意义。我们期待在不久的将来，越来越多的功能影像信息将被用于放疗。

通常，把磁共振功能图像和常规解剖图像融合可以辅助进行靶区及危及器官的识别。然而，需要注意的是，功能影像往往存在几何失真及图像形变。所以减少功能影像的形变及几何失真是目前放疗研究的热点，如DWI图像如何解决变形问题，常规的DWI图像由于采用EPI采集，存在明显的形变，而采用改良的DWI序列，如DWI-TSE则能够解决图像变形问题，这样使得DWI的功能影像和常规解剖图像的一致性更好，图像配准及融合更加精准。

第十二节　基于磁共振影像的剂量计算
——合成类CT图像技术

随着最近几年技术的进步，特别是在机器学习和人工智能领域方面，使得仅采用MRI引导放射治疗的工作流程成为可能。传统的放疗工作流程必须采用CT模拟定位，然后和MR图像相融合。其中CT图像被用于主影像，目的是获得电子密度（electron density，ED）信息以进行剂量运算，MR图像作为次影像用于辅助靶区勾画（图5-80）。传统的方法需要MR-CT图像配准及融合，根据文献报道，由于摆位不精准，CT-MR图像融合并不是完全一致的。在颅脑中CT图像和MR图像的位置误差可能高达几毫米。而胸部及腹部由于呼吸运动及器官在不同状态下位置形状不同，这种图像间的不一致差异会更加显著。

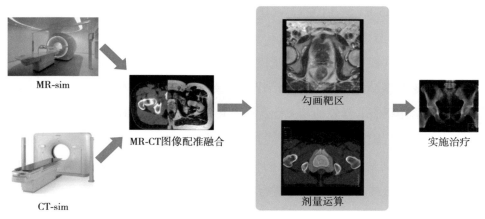

图5-80　传统MR-sim引导放疗工作流程

　　如果采用磁共振技术可以得到合成的CT图像（synthetic CT，sCT），也就是类CT图或伪CT图，该图像含有CT值（亨氏单位Hounsfield Unit，HU）信息，则可以直接使用这种图像进行剂量计算。常规的磁共振解剖图像可以用于靶区勾画和危及器官识别，而合成的类CT图像可以用于剂量运算，这样仅仅采用磁共振模拟定位扫描就可以部分地替代CT模拟定位，使得放射治疗流程大大简化。

　　MR合成类CT图像技术使得单纯采用磁共振引导放射治疗成为可能。这种单纯使用磁共振扫描而无需再进行CT模拟定位，直接可以利用MRI图像同时进行靶区勾画和剂量计算的放疗工作流程又被叫做MR-only sim。该技术的关键就是可以基于磁共振影像进行剂量运算，也就是可以利用MRI技术生成类CT图像。

　　目前的类CT技术主要可以分为以下几类：①容积密度覆盖技术；②基于图谱的技术；③基于体素的技术，主要包括机器学习。

一、容积密度覆盖技术

　　容积密度覆盖技术又叫做容积密度赋值法，这种方法是最简单的一种，通过采用容积密度分配的方式将衰减分配给一种或者多种组织。该技术用于SRS以及其他类似的治疗计划已经超过20年，该方法主要用于头颅、前列腺及头颈部。这项技术假设整个感兴趣区体积的密度是均匀的，这种假设可能导致含有足够大厚度的致密骨区域产生超过2%的剂量误差。采用手动或者自动分割含有骨骼区域的方法可以提高前列腺、头颈部及头颅等部位的容积密度的剂量精度。

目前，最新的两款磁共振直线加速器一体机Unity 1.5T MR-Linac和Viewray的MRIdian在后期自适应治疗及调整计划的时候均采用这种容积密度赋值法，将各种组织强制赋予其平均的CT值，然后转化为电子密度进行在线自适应计划剂量运算。

二、基于图谱生成类CT图

基于图谱Atlas技术涉及到CT图像信息到MRI图像信息的空间映射。大多数基于图谱的技术依赖于大量先验的CT和MRI扫描图像，使用各种方法从新的MRI图像生成类CT图像。这些方法包括最佳候选选择法、加权或非加权平均法、预期结果图像强度的统计建模及评估解剖结构位置。一般来讲，图谱生成类CT技术准确性优于前面的容积密度分配法。但是其固有的局限性在于不可能绘制完所有的解剖结构及部位的图谱，一旦进行没有采集图谱数据的部位及解剖结构扫描，则无法采用这种方法生成类CT图像。

三、基于体素生成类CT图

基于体素生成类CT技术主要是采用各种算法，来确定生成的类CT图像中每一个单独体素对应的CT值。采用的序列包括标准的常规解剖序列（例如T1WI、T2WI）或者一些特殊序列，如超短回波时间（ultra short echo time，UTE）序列。目前各种基于体素生成的技术已经被开发出来用于生成类CT图像，包括：①单个体素的MRI图像和CT图像的对应，这种方式主要是直接将磁共振图像中体素的信号强度和生成的类CT图像中体素的CT值进行空间映射，或者采用机器学习通过信号强度和空间体素的建模来实现；②多对比度MRI图像与CT值的统计相关；③基于概率采用直接或者加权衰减特性分配将不同组织进行分类。

四、MRCAT技术

目前很多厂家都在开发磁共振生产类CT图的技术，有些已经商品化了并且获得了美国FDA及CE的认证。这里介绍一种使用得比较成熟的技术，即磁共振衰减算法（magnetic resonance for calculation attenuation，MRCAT）序列。

MRCAT采用专门设计的磁共振序列，通过扫描后，自动生成类CT图像。该技术主要分为两步，首先是组织识别分类，采用mDIXON FFE序列，该序列可以识别图像中的空气、脂肪、液体（水）、松质骨及密质骨等五种组织。然后第二步是密度生成，根据人群平均值以及文献报道的不同组织的密度值，每一个像素通过第一个步骤确定所属组织类型后，即可确定该像素的密度值，进而获得类CT密度图，用于剂量的计算（图5-81）。

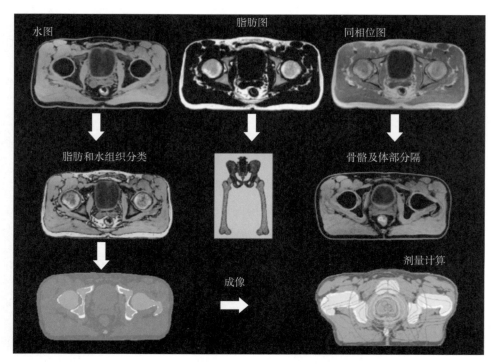

图5-81　MRCAT生成类CT图过程示意图

MRCAT目前可以用于前列腺及女性盆腔。以往的一些传统合成类CT图技术，通过容积密度覆盖或者赋值法，生成的类CT图往往只有几个主要组织的CT值。而通过MRCAT序列生成的类CT图具有连续多个CT值的特点，这一点对于剂量运算的准确性是非常重要的。

如图5-82所示，采用MRCAT序列，完成扫描后除了得到MRI的图像（4个对比度，T2WI、IP、OP、Fat）外，还可以生成类CT图。合成的类CT图满足CT图像的要求及格式，在图像中可以直接测量CT值，右边所示该图像中CT值是连续的。

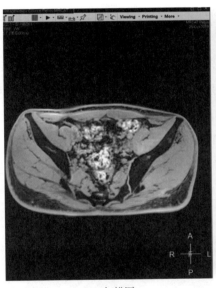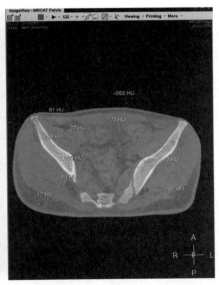

MR扫描图　　　　　　　　　　　　类CT图

图5-82　MRCAT扫描后直接生成类CT图

采用MRCAT生成的类CT图和真实扫描得到的CT图之间一致性和准确率有多高，很多学者都做了相关的研究。最准确的方法就是分别采用同一患者同一层面MRCAT生成的类CT图和真实扫描的CT图进行剂量运算，计算两者剂量图之间的差异（图5-83）。

有文献研究表明，MRCAT生成的类CT图和真实CT图一致性达到了98%，图5-83所示分别用两种CT图进行剂量运算得到的剂量分布图没有显著

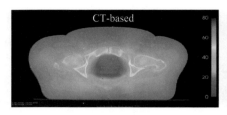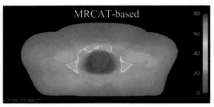

图5-83　分别使用真实CT图和MRCAT生成的类CT图进行剂量运算得到的剂量图
差异。

　　需要注意的是，如果患者盆腔有金属植入物，如做过髋关节置换手术或
者骨盆有严重的变形，则使用MRCAT有可能无法生成类CT图。因为该技
术是基于骨盆结构模型和基于体素法对应的，骨盆有大的变形就会导致影响
结构。

　　除了盆腔，MRCAT技术可以用于头颅，和盆腔不同的是由于头颅的结构
复杂性及含有气体等因素，所以单纯采用前面的组织识别和密度赋值的方法并
不能得到准确的合成CT图。MRCAT Brain序列主要采用人工智能，临床数据
集训练神经网络获得相关MR图像和CT图像的模型。目前在头颅扫描中，使
用MRCAT Brain序列可以在4分钟完成扫描，获得的图像空间分辨率可达到
0.7mm×0.7mm×1.0mm（图5-84）。

　　美中不足的是，该技术目前还不能用于颈部。在磁共振模拟定位扫描中，

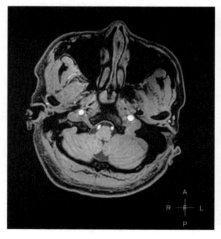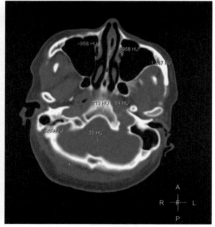

图5-84　头颅MRCAT生成类CT图像

头颅及头颈部是最有优势的，如果未来能够应用于颈部及其他部位，则该技术的势必能够发挥更大的用途。

第十三节 磁共振图像的传输及TPS导入后的验证

磁共振引导放疗最终的图像是需要为放射治疗所用，所以完成扫描后，图像会传输到放射治疗计划系统（treatment planning system，TPS）中。不同厂家的TPS对于图像的要求不同，所以在扫描前就应该针对TPS的要求设置好相应的序列。例如，有些TPS对于图像的矩阵数据或者最大FOV是有要求的，如果不满足这些要求则可能图像不能传输到TPS或者传过去后TPS无法识别。所以，扫描前就应该先根据TPS的要求设置好扫描参数及图像。在正式扫描前，可以先扫描一些测试图像，检查传输是否通畅并且TPS能否正确识别（图5-85）。

如图5-85所示，绿色代表各种TPS及工作站网络连接正常及网络传输通畅。

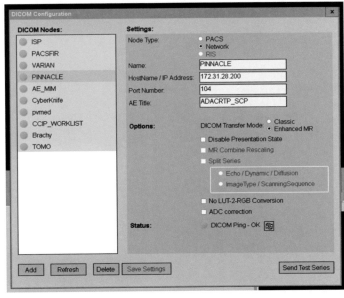

图5-85 检查TPS、PACS及工作站网络连续是否正常及传输是否通畅测试图

图像扫描完成后，可以通过磁共振主机把需要的序列图像传输到TPS或者一些其他的工作站中。为保证图像的保真度，需要进行以下内容的检验：

（1）图像几何失真度：检查图像参数，如像素数、像素大小、层厚。

（2）扫描位置与方向：核实每一图像位置参数，患者左右、头脚坐标方向，俯卧/仰卧位。

（3）文本信息。

（4）图像无损性：检查图像的所有特征，包括系统内确保识别原始图像和被修改过图像的工具。

第六章

磁共振模拟定位机的验收及质控

第一节　磁共振模拟定位机的验收

一、验收的意义

一旦磁共振模拟定位机安装完毕，就需要对这个系统进行验收及相关的测试。验收测试（acceptance test）是为了保证用户所采购的磁共振模拟定位系统满足放疗工作需求，所有的相关功能及组件都能够正常工作运行。验收测试对于建立系统性能的基线及未来质控也非常重要，因此可以监测任何偏离最佳运行状态的情况，并且及时进行维保及调整。

验收测试通常由科室专门负责 MR 模拟定位的物理师来完成，这是因为放射治疗的 MR 系统其验收要求是不同于诊断 MRI 的。主要的测试包括以下几个方面。

（1）场地测试，即磁场测量、射频屏蔽测试及外周等磁力线绘制。

（2）发货清单检查。

（3）验收测试的体模和程序。

（4）常规系统检查。

（5）磁体系统测试。

（6）射频系统测试。

（7）梯度系统测试。

（8）组合射频/梯度线圈测试。

（9）整体系统测试。

一旦验收测试完成并通过，医疗机构就可以签署临床使用单并且执行最终的付款。在此期间，医院需要建立一套常规的质量保证（quality assurance，QA）和质量控制（quality control，QC）程序，以确保系统处于最佳运行状态。下面是需要建立的相关程序。

（1）质控测试的选择。

（2）MRI体模及测试工具。

（3）磁共振图像质量测试程序。

（4）测试频率及周期。

（5）系统性能评估准则的建立。

（6）伪影评估。

二、验收的标准及参考指南

美国放射学会（American College of Radiology，ACR）和美国医学物理师协会（American Association of Physicists in Medicine，AAPM）已经有一些关于磁共振系统的质量保证及质控指南文件。但是这些指南主要是针对诊断目的使用的磁共振系统。用于放射治疗计划扫描的磁共振模拟定位系统还需要额外的要求及测试，包括非常详细的几何形变评估测试、伪影测试及患者固定装置是否干扰图像质量等测试。

图6-1所示的两个文件对于磁共振模拟定位系统的验收及质控测试具有指导意义，这些资料可以在网上下载或者购买。

三、验收工具

验收测试及质控需要一些特殊的工具，这些工具主要是体模（phantom）。所谓的体模（放射科一般称之为水模）就是一些特殊材料及物质构成的不同形状的模体，可以在磁共振下进行扫描得到用户所需要的图像。体模的存在可以保证在没有人体的情况下也可以进行扫描，主要就是用于各种验收及质控测试扫描。针对不同的测试及目的，可以选择不同的体模。

1. 对于图像信噪比（SNR）、均匀度，B_0场均匀性，共振频率的测试，需

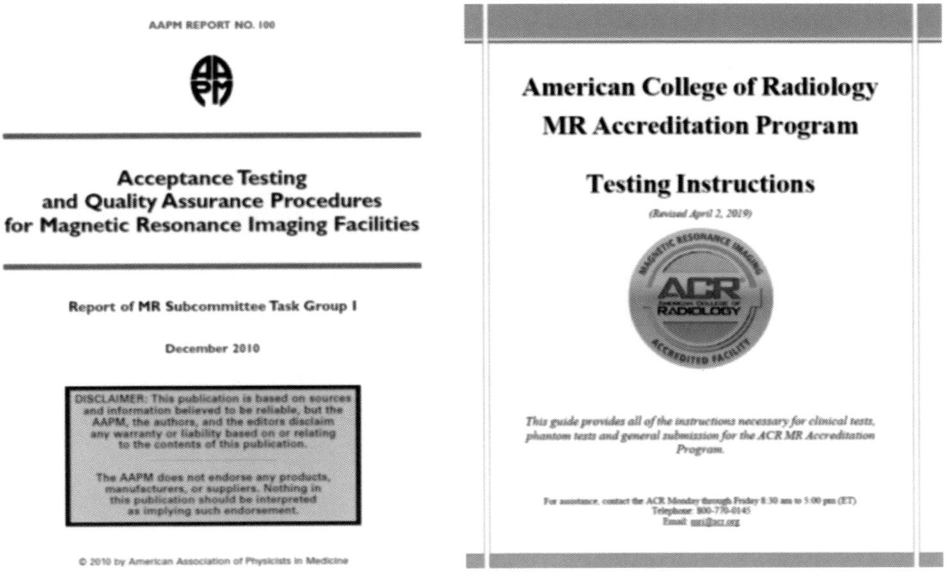
AAPM REPORT NO. 100

Acceptance Testing
and Quality Assurance Procedures
for Magnetic Resonance Imaging Facilities

Report of MR Subcommittee Task Group I

December 2010

DISCLAIMER: This publication is based on sources and information believed to be reliable, but the AAPM, the authors, and the editors disclaim any warranty or liability based on or relating to the contents of this publication.

The AAPM does not endorse any products, manufacturers, or suppliers. Nothing in this publication should be interpreted as implying such endorsement.

© 2010 by American Association of Physicists in Medicine

American College of Radiology
MR Accreditation Program

Testing Instructions

(Revised April 2, 2019)

MAGNETIC RESONANCE IMAGING
ACR
AMERICAN COLLEGE OF RADIOLOGY
ACCREDITED FACILITY

This guide provides all of the instructions necessary for clinical tests, phantom tests and general submission for the ACR MR Accreditation Program.

For assistance, contact the ACR Monday through Friday 8:30 am to 5:00 pm (ET)
Telephone: 800-770-0145
Email: mri@acr.org

图6-1 MRI模拟定位系统的验收及质控相关指导文件

要圆形的头部球形体模或者体部球形体模。

2. 对于层厚及层间距测试，需要比较大的体模，如美国放射学会专用体模。

3. 对于梯度磁场及空间形变，需要体积比较大的几何形变体模，这种体模必须要求体积大，应该能覆盖磁共振有效FOV。

4. 高对比分辨率（空间分辨率）、低对比分辨率（对比度噪声比），一般采用ACR专用体模进行测试。

5. 进行等磁力线测量及绘制磁力线分布图，需要采用高斯计。应该标记出5高斯线的位置，该位置以外由于磁场非常微弱可以认为和背景磁场无差异，带有心脏起搏器的人必须在5高斯线以外。

6. 射频屏蔽测试

（1）1.5T的磁共振系统在100MHz（兆赫兹）时衰减值至少为100dB，3.0T的磁共振系统在150～170MHz范围内衰减值也不能小于100dB。

（2）磁体间的射频屏蔽测试则是由厂家采用特殊设备完成。整个测试过程，医院的物理师最好和厂家工程师一起完成。磁共振系统安装前和安装后都需要进行完整的射频屏蔽测试。

（3）可以用磁体间里的电池供电的收音机进行定性测试，理论上屏蔽合格是不应该有信号接收的。

在完成磁共振系统安装以后，厂家的工程师也会对磁共振系统的各个组件（如射频系统、各种线圈）进行测试。大部分情况下磁共振设备间都会留下很多不同形状、大小的体模，这些体模用于各种线圈及组件的测试。

临床验收及质控中，用户最常用的体模是圆形体模（头部球形体模）或者ACR专用体模以及几何形变测试的大体积体模。

四、验收内容

验收测试中要做的第一件事就是检查发货清单，换句话说，就是检查并确保所有已经购买的物品都已经到齐。一般这些物品包括：所配置的线圈、线圈桥架、各种体模、绑带、垫子等附件。另外，患者安全配套装置也需要检查，包括：① 患者警报系统；② 对讲机（可以使操作室里的技师和扫描间里的患者能够交流沟通）；③ 扫描床的紧急停止按钮；④ 紧急情况下的扫描床电动、手动切换开关；⑤ 紧急失超开关（厂家必须确保这个按钮在需要使用的时候能够正常工作）；⑥ 扫描间的门开关；⑦ 扫描床进出、升降、移动平稳；⑧ 磁体孔后面的灯开关正常；⑨ 通风系统正常。

除了以上需要检查的，验收涉及的内容非常多，不仅仅限于设备性能和图像质量测试，还包括各种硬件的检验。

1. 扫描床位置的精准度及线性度

（1）测量扫描床移动距离的准确度及和磁共振主机系统显示的一致性。

（2）测量的时候，扫描床上应该放置一个重物以模拟患者躺在床上的过程，这样测量才更准确并且更能真实地反映临床场景。

2. 磁共振扫描仪的启动、停止、暂停功能及网络连接情况

（1）控制台上的启动、暂停及停止扫描按钮能够正常工作并且反应灵敏。

（2）测试网络接口是否正常运行（手动及自动传输图片正常）。

3. 患者生理监控及门控设备

（1）指脉血氧监控仪。

（2）呼吸门控设备（呼吸绑带及压力带）。

（3）心电监控（有必要的话可以配置，必须满足 MRI 兼容性及安全性）。

（4）二氧化碳检测仪。

4. 磁场漂变及制冷剂液位（液氦液位）

（1）安装后的 1 ～ 2 个月，可能出现每天 10 ～ 20Hz 的初始磁场漂变，应该检测其稳定性，漂变应该每天小于 0.25ppm。

（2）定期监测制冷剂（一般是液氦）的液位，确保其蒸发接近 0（目前大部分磁共振系统都是 0 液氦技术，即理论上液氦不会有消耗）。

（3）这两个参数指标可以从设备厂家的服务日志文件中获得。

下面列出的磁共振系统的具体指标需要进行测试并验证。

（1）共振频率。

（2）信噪比（SNR）。

（3）图像均匀性。

（4）空间线性度/几何形变。

（5）高对比分辨率（也就是空间分辨率）。

（6）层厚及层间距。

（7）层面位置。

（8）图像伪影（重影）。

这些指标主要通过扫描体模，分析图像获得，其中大部分指标也是评价磁共振图像质量的标准，通过分析这些指标还可以反映磁共振硬件系统的性能。

下面的一些指标主要是系统硬件参数标准，一般由厂家进行验收测试。

（1）射频屏蔽及制冷剂消耗。

（2）B0 场均匀性及稳定性。

（3）梯度场强及涡流。

（4）射频校准及输出功率。

（5）噪声测量。

（6）图像显示系统。

用于放射治疗的磁共振模拟定位系统的验收测试及质控指南目前是由一些专业组织来制订的，如AAPM。预计很快就会有一个相关的初步文件出台。

五、验收流程及操作

完成了磁共振系统的一些硬件测试和基本指标测试后，推荐先按照ACR MRI QA指南对磁共振系统进行一些基本测试，然后再进行下一步的验收测试。这是因为ACR指南中的测试项目能对磁共振系统做一个简洁粗略的初步评估，如果连ACR指南的基本测试都没有通过，那么就没必要做其他测试，应该及时进行系统调试，保证系统恢复到最佳状态然后再进行后续的验收工作。另外，由于各厂家磁共振系统存在差异，采用ACR指南这种通用的方法进行测试可以避免不同设备之间标准的不一致。

1. ACR测试　质控测试及扫描主要是基于ACR体模进行的。对于常规的系统质控及质量保证测试，使用ACR体模扫描作为日常工作流程是一个非常好的开始。由于ACR体模和ACR测试基本上是通用的，可以用于不同的磁共振系统，所以用户一旦掌握了该流程，以后的新磁共振模拟定位设备也可以沿用这种方法。关于ACR体模测试的细节及手册可以在ACR的网站找到，这里面有详细的操作说明，方便用户学习及使用（图6-2）。该网站网址为：https：//www.acraccreditation.org/-/media/ACRAccreditation/Documents/MRI/LargePhantomGuidance.pdf.

Phantom Test Guidance for Use of the Large MRI Phantom for the
ACR AMERICAN COLLEGE OF RADIOLOGY
MRI Accreditation Program
Large Phantom Guidance 4/17/18　1

图6-2　ACR质控测试操作指南

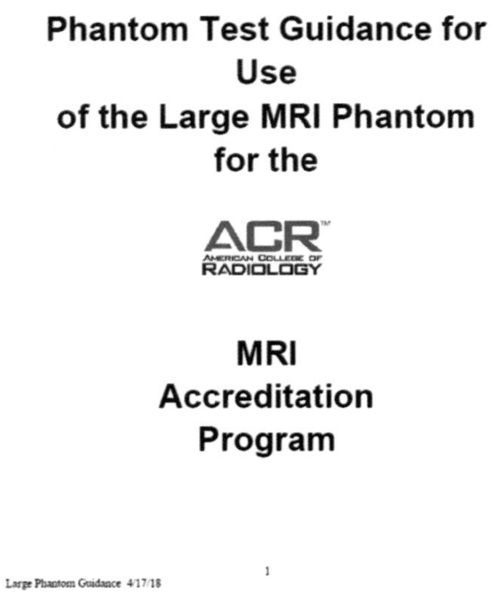

采用ACR推荐的方法进行质控测试需要专用的ACR大体模（图6-3），需要注意的是ACR有两种体模，一种是常规

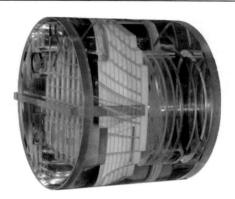

图6-3 ACR体模（大号）

的，一种是比较大的，验收及质控一般采用大的体模。

在测试中，需要使用指定的T1WI序列和T2WI双回波序列（实际上是PDWI和T2WI双回波序列）进行扫描，获得体模横轴位图像然后再进行分析。这几个序列的具体扫描参数可以在网上的找到，网址为：https：//www.acraccreditation.org/~/media/ACRAccreditation/Documents/MRI/LargePhantomDataForm.pdf?la＝en.

表6-1、图6-4是测试序列扫描参数的表格，根据这些参数用户可以在任何磁共振系统中设置这两个指定的ACR测试序列。

表6-1 ACR质控序列的扫描参数

参数	矢状位	横轴位T1	横轴位T2双回波
pulse sequence	spin echo	spin echo	spin echo
TR（ms）	200	500	2000
TE（ms）	20	20	20/80
FOV（cm）	25	25	25
slices	1	11	11
slice［gap］（mm）	20［NA］	5［5］	5［5］
NSA	1	1	1
matrix	256×256	256×256	256×256
acquisition time（min：sec）	0：56	2：16	8：56

American College of Radiology
MRI Accreditation Program
1891 Preston White Drive
Reston VA 20191-4397

Phantom Data Form Label here

MRI Phantom – Site Scanning Data Form

*Please complete one copy of these data for each MR Magnet being evaluated. Photocopy this blank form for additional magnets. Detailed instructions for scanning the MRI phantom are attached. All information on this data sheet must be accurately specified. Please print or type. Please place your Phantom Data Form Label in the space above. **Return completed form with phantom images.***

1. MR Manufacturer: *check one*

☐ ELS Elscint	☐ HI Health Images	☐ OTS Otsuka	☐ RES Resonex	☐ TCH Technicare
☐ FON Fonar	☐ HIT Hitachi	☐ PIC Picker	☐ SIE Siemens	☐ TOS Toshiba
☐ GE GE	☐ IN Instrumentarium	☐ PHI Philips	☐ SHI Shimadzu	☐ OTH Other

Specify_____

2. Model Name: _____   **3. Serial Number:**_____

4. Software Version: _____   **5. Year Manufactured:** _____

6. Magnetic Field Strength: *check one*   ☐ ¹0.2 T   ☐ ²0.3 T   ☐ ³0.35 T   ☐⁴0.5 T
   ☐ ⁵1.0 T   ☐ ⁶1.5 T   ☐³.0 T   ☐¹ᵐOther specify

7. Operating Location: *check one*   ☐ ¹Fixed   ☐ ²Fixed Trailer   ☐ ³Mobile Trailer   ☐ ⁴Other specify

Pulse Sequence Acquisition Parameters

In the box below each parameter:
*Record actual values if they differ from the prescribed protocol parameters **or***
Place a check mark to indicate use of prescribed parameter.
*Fill in **all** parameters for "Your Site's Axial T1- and T2-weighted Brain Scan."*

	Study	Pulse Sequence	TR (ms)	TE (ms)	FOV (cm)	Number of Slices	Slice Thickness (mm)	Slice Gap (mm)	NEX	Matrix Frequency Direction	Matrix Phase Direction	Routine Receive Band-Width (kHz)	Scan Time (min:sec)
			a	b	c	d	e	f	g	h	I	j	k	l
8.	ACR Sagittal locator	Spin Echo	200	20	25	1	20	N/A	1	256	256		0:56
								N/A					
9.	ACR Axial T1	Spin Echo	500	20	25	11	5	5	1	256	256		2:16
10.	ACR Axial T2 Double-echo	Spin Echo	2000	20/80 /	25	11	5	5	1	256	256		8:56
11.	Your Site's Axial T1 weighted Brain Scan			Freq: / Phase:		11	5	5					
12.	Your Site's Axial T2 weighted Brain Scan			Freq: / Phase:		11	5	5					

13. Scan Options Used on the ACR Spin-echo T1- and T2-weighted Axial Scans:_____

14. Scan Options Used on "Your Site's Axial T1- and T2-weighted Brain Scans:" _____

15. Serial number of phantom used for testing _____

Date of Testing:_____   Testing Performed by: _____   Phone: _____
                                          (Please Print)

MRAP Q1 12/02

图 6-4 ACR 质控序列扫描参数

测试中，使用表6-1所示的扫描参数进行序列扫描，先进行一个矢状位T1WI扫描，获得矢状位图像，该图像可以用来做定位像。然后再进行横轴位的T1和T2双回波序列扫描（采集体模横轴位图像，每个序列扫描11层）。双回波序列中，两个TE分别是20ms和80ms，这样会得到一个PDWI和一个T2WI。

按照ACR的序列要求，设置好ACR验收测试的扫描序列（图6-5）。

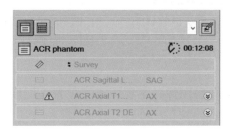

图6-5　ACR测试扫描序列

图6-6中获得的体模矢状位图像中有数字标记1和11，分别显示了后面需要进行横轴位扫描的11层图像第一层和最后一层对应的位置（图6-7）。

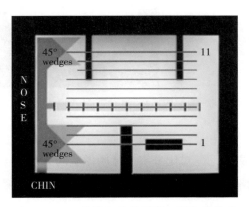

图6-6　ACR体模矢状位图像，用作定位像

在体模的这11层横轴位图像中，只有第1、5、7、8、9、11层图像被用于图像测量及质控分析（图6-8中用红色边框显示需要进行分析的图像）。

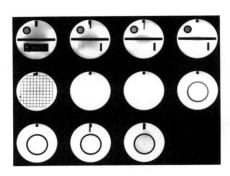

图6-7　扫描体模横轴位获得的11层图像

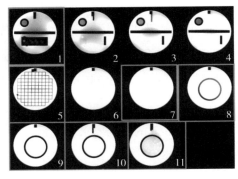

图6-8　11层图像中用于测量和分析的图像以红框所示

如图6-9所示，第1层图像，主要用于层位置、层厚及高对比分辨率（也就是空间分辨率）的测量。

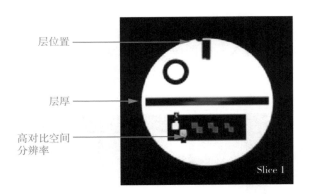

图6-9　第1层图像

高对比分辨率测试：高对比分辨率又叫做空间分辨率（spatial resolution），是反映扫描仪能够分辨最小物体的能力。在高对比度分辨率测试中，人们可以直观地评估密集小孔阵列中单个小亮点的可分辨性。图中有三对小孔阵列，对应的空间分辨率从左到右依次为：1.1mm、1.0mm及0.9mm。这些小亮点是在一小块塑料上钻的里面充满水（液体）的小孔，又被称作分辨率插件（图6-10）。

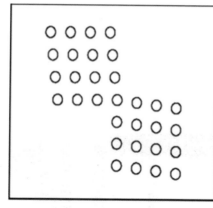

图6-10　其中一对小孔阵列中分辨率嵌入物（也就是小亮点）示意图

在观察时，必须设置唯一的窗宽（window width，WW）和窗位（window level，WL），以达到至少一行的四个孔能辨别的目的，在信号强度上孔应比孔之间的间距更亮。记录最高可分辨的那一组，一般情况下，现代的磁共振系统在平面内（X-Y方向）的空间分辨率至少应该为1.0mm或者更好。

层厚测量：第一层图像中间的部分是用于进行切片层厚的测量，具体测量方法大家可以参考ACR指南。对于两组序列的图像（T1WI及T2双回波），测量出来的层厚应该为5.0mm±0.7mm，误差大于±1.0mm均被认为是不合格的。如果两组序列测量的层厚误差都在±1.0mm以内，则该项通过。

层厚测试是所有ACR测试中最主观的一项，所以在这个测试中一致性是更重要的。如果重复测试结果还是没有通过，则应该联系维修工程师查看。导致测试没有通过（层厚误差超过1.0mm）的原因主要有：① 射频功率放大器非线性导致射频脉冲波形失真引起层厚误差。维修工程师一般会根据经验校准射频功率放大器，使得其保持线性，如果这个操作不正确或者校准失败，则可能导致层厚测试不通过；② 发射线圈本身的故障也可能导致射频脉冲波形失真，此时就应该检查发射线圈；③ 梯度校准失常或者梯度切换性能比较差也可能导致该测试失败。

所以，重复层厚测试都不通过，就应该及时联系维修工程师对系统进行排查和调试。

几何精度测量：除了第5层图像，还可以通过测量体模矢状位图像两边的距离长度来反映几何精准度（图6-11）。保证测量长度的直线通过体模中心并且垂直于体模两边。而轴位几何精准度测量则使用第5层图像来进行，如图6-12所示。

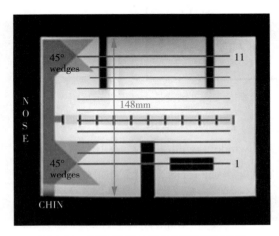 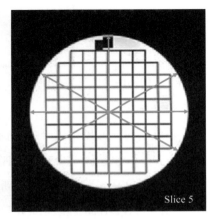

图6-11　测量体模矢状位图像两边距离　　　　图6-12　第5层图像及相关测量

如图6-12所示，第5层图像位于11层图像的中心，主要用于图像形变的测量。然而，对于MRI模拟定位系统，必须使用可以覆盖整个FOV的体模来进行额外的几何形变评估（这个体模用于诊断磁共振系统是足够的，但是放疗模拟定位系统还不够，后面会讲到额外的几何形变质控）。另外，ACR的几何精准度测量标准主要是基于放射诊断的，这个标准相对比较宽松。而放疗的几何精准度要求更加严格，所以推荐另外采用额外的方式来进行几何精准度测试。

所有测量的结果和真实值比较，误差应该在±2mm以内，超过这个误差范围都应该认为该测试不通过。然而这个标准对于放疗模拟定位还是太宽松了，所以目前大部分专家推荐的放疗几何精度测试的标准是400mmDSV内几何形变要小于2.0mm。

图像均匀性测试：图像信号强度均匀性测试主要采用体模中心较大的只含

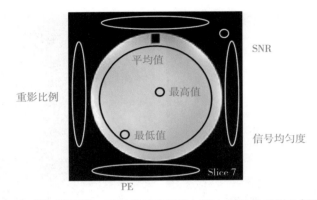

图6-13 第7层图像，可以进行信号均匀度、SNR及重影比例测量

有水的区域得到的图像进行测试，该切片图像位于第7层，靠近中心部分，能够最大程度地反映图像信号强度的均匀度。

具体的测试步骤为：

（1）显示第7层图像（图6-13）。

（2）在图像上划一个圆形的感兴趣区，这个（ROI）面积应该在195～205cm²，这个ROI决定了测量图像均匀性的边界。此时将窗宽设置为最小值，然后慢慢降低窗位直到整个ROI内的区域变为白色。然后再慢慢提高窗位，直到ROI区域内形成一个小的面积约1cm²的暗区，此时这个1cm²的暗区就是ROI里面的最低信号区域。有时这样调整会出现多个低信号暗区，这种情况下只需要把注意力集中在最暗的区域。

（3）在这个最低信号区再画一个1cm²的小ROI，如图6-14（a）所示。记录这个小ROI里的平均像素信号强度值，该值作为测得的最低信号强度值。

（4）再慢慢提高窗位，直到在大的ROI内只能观察到一个小的大约1cm²的区域有白色，其余地方均变为黑色。此时这个1cm²的亮区就是ROI里面的最高信号区域。

（5）在这个最高信号区再画一个1cm²的小ROI，如图6-14（b）所示。记录这个小ROI里的平均像素信号强度值，该值作为测得的最高信号强度值。

测量的每个ACR序列的最高信号强度值和最低信号强度值可以计算一个整体均匀度百分比（percent integral uniformity，PIU），该值的计算公式如下：

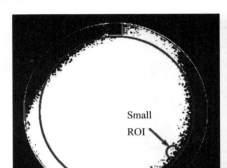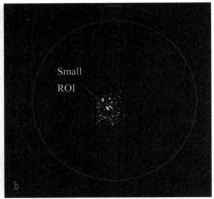

图6-14　如何测量图像均匀度

$$PIU = 100 \times [1 - (high - low)/(high + low)]$$

对于磁场强度小于3T的MRI系统，其PIU值应该≥87.5%，如果PIU＜85%则该测试不通过。对于3T的磁共振系统，PIU值应该≥82.0%，如果PIU＜80.0%则测试不通过。

重影（Ghost）测试：重影比例测试主要是评估图像中的重影程度。重影是脉冲周期重复之间信号不稳定导致的。

采用第7层T1WI进行测试，具体步骤如下：

（1）使用ACR的T1WI图像的第7层（图6-13）。

（2）在图像上画一个大的圆形的感兴趣区（ROI），这个（ROI）面积应该在195～205cm²，将这个ROI置于图像的中心，但是不要包括图像中出现的任何小黑方块区域。记录这个ROI内的平均像素值。

（3）沿着视野的4个边框，放置4个椭圆形或者矩形的ROI，注意这4个ROI不要挨着图像，如图6-13。这4个ROI的长宽比例应该为4∶1，面积大约为10cm²。4个ROI分别放置在图像的如下位置：左（left）、右（right）、顶（top）、底（bottom）。分别记录4个ROI内的平均像素值。

通过下列公式计算重影比例Ghosting Ratio来评估重影情况：

$$ghosting\ ratio = |[(top + btm) - (left + right)]/[2X(large\ ROI)]|$$

公式中top、btm、left、right分别代表顶、底、左、右4个ROI内的平均像素值。large ROI代表大的ROI内的像素平均值。

重影比例必须≤0.0025（2.5%），如果比例超过0.003（3%），则该项测试失败。

低对比分辨率测试：第8～11层图像主要用于观察低对比分辨率，也就是组织可检测度。该指标用于评价图像对低对比度物体能清晰分辨的程度。

通过第8～11层4层图像中，每层图像上，低对比度物体表现为多个小碟片，呈放射状轮辐状排列，每条轮辐由3个碟片组成，每个圆包括10条轮辐（图6-15）。一条轮辐的3个碟片都清晰可辨才会被计入一个可视组，计入1分。记录每一层中可视组的数量，并和基线数值（如果有的话）进行比较，定期监控数值变化。

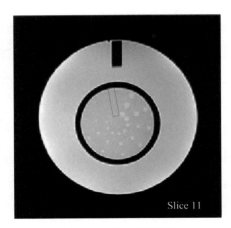

图6-15 第11层图像

如何计算可视的轮辐组数呢？通过计算第8～11层图像中可视的轮辐组数之和。举个例子，测试ACR的T2序列，第8层显示3个轮辐可视，计为3分，第9层为5分，第10层为9分，第11层为10分，则合计得分3＋5＋9＋10＝27。

对于小于3T的磁共振系统，所有测试的ACR序列都应至少获得9分，大于9分即算合格。而3.0T的磁共振系统，所有测试的ACR序列必须大于37分才算合格。

在完成了ACR要求的两个序列测试之后，需要对常用的不同层厚进行扫描和分析，确保层厚的精确性并评估图像质量（SNR、重影、空间分辨率和对比度噪声比等）。同时对模拟定位常用的扫描序列，最好都扫描一遍并评估其影像质量。

鉴于ACR体模是最常用的，并且不同厂家之间的磁共振设备都可以使用，磁共振系统之间的相互比较也容易。建议有磁共振模拟定位系统的医院最好配置一个ACR体模。通过ACR测试是一个磁共振系统的基本要求，需要注意的是目前的ACR标准相对比较宽松，基本上大部分磁共振系统都可以轻松通过。而对于放疗模拟定位系统，可能会有更严格的要求，所以应该建立更严格的标准。

2. 线圈测试　所有相关的线圈都必须单独测试其整合性及性能。特别是对于多通道多单元的相控阵线圈，需要检测每一个线圈单元及通道，因为一旦有单元故障则会导致相应位置图像质量下降。线圈测试需要使用与之相应或者相匹配的体模。例如，对于柔线圈，它必须包裹在体模上才能扫描及测试。通过评估图像质量及图像的信噪比来反映线圈性能。现在，大部分厂家可以提供带有半自动线圈测试功能的软件或者程序，有相应的关于体模摆位及线圈固定的操作指南，然后系统运行预先设定好的扫描序列和程序进行扫描，完成后自动测量线圈的信噪比。请记住，线圈测试是为了确保线圈质量的一致性，并且保证随着使用及时间推移，线圈质量没有明显的下降。所以，需要保证测量值符合厂家的初始规范标准。

3. 伪影评估　验收测试期间扫描的所有图像，都将被用于评估是否存在任何明显的伪影、噪声及重影。如果注意到有上述伪影，则必须立即与厂家合作解决这些问题。在验收测试结束以后的临床应用中，如果发现伪影，需要报告伪影情况以便物理师能够及时调查产生伪影的原因。

4. 几何形变评估　空间精度对于放射治疗是至关重要的。虽然ACR测试中也有反映几何形变的部分，可以粗略地评估磁共振成像区域空间的形变。但是对于放疗的临床应用，其对磁场均匀度要求更高，对空间精度要求更高，所以更需要严格地评估几何形变。

一般来讲,用于几何形变测试的体模要使用范围或者轮廓比较大的特殊体模。目前,市场上这种类似的体模才刚刚出现几年。在国外较早应用磁共振放疗模拟定位的几个医疗机构大多采用了自己开发的体模。例如,美国MD安德森癌症中心的模块化几何曲变体模,可以根据不同的磁共振孔径大小随意调整,而且重量轻便于携带,可以用于多个不同磁共振系统。

图6-16所示为这种体积比较大的三维几何形变体模,可以测出空间几何形变范围。

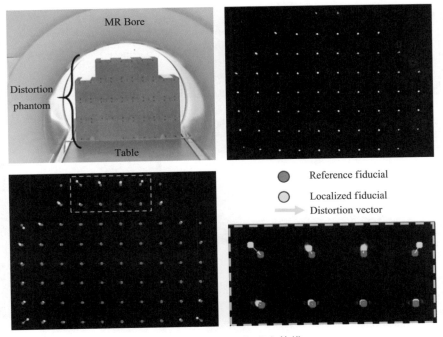

图6-16 三维的几何形变体模

如图6-17所示,是采用几何形变体模测试了不同系统的T1WI序列同一层面的几何形变图。最上一排是1.5T磁共振直线加速一体机MR-Linac,第二排和第三排分别是1.5T和3.0T磁共振模拟定位系统。可以发现,一般场强越大(3.0T vs 1.5T),则几何形变也相对越大。这是因为场强越大,同样DSV范围内,磁场均匀度越难保持(图6-18)。

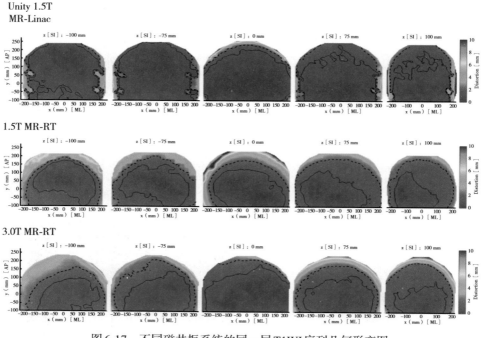

图6-17　不同磁共振系统的同一层T1WI序列几何形变图

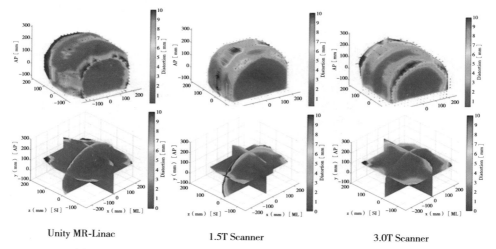

图6-18　比较不同系统的空间范围内几何形变（三维几何形变图）

　　最近，一些公司也推出了相应的几何形变测试体模，如CIRS的几何形变体模（图6-19），该体模呈半圆形，其宽度较大，里面有很多格子组成的点。

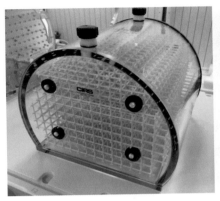
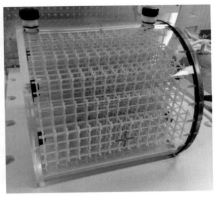

图6-19　CIRS的几何形变测试体模

飞利浦公司设计了专门用于磁共振模拟定位系统的几何形变体模。其中飞利浦的几何形变体模，范围非常大，由很多点组成，分为2D geometric体模和3D geometric体模。其特点是体模的面积比较大，呈片状。

图6-20所示，分别是2D几何形变体模和3D几何形变体模，前者是只有一片的，可以用于磁共振模拟定位系统，扫描的时候会自动在Z轴方向进床，保证足够距离的Z轴覆盖；另一种有7片组合在一起的是3D几何形变体模，用于磁共振直线加速器一体机（MR-Linac）的测试。

关于详细的几何形变评估操作流程将在质控部分做进一步介绍。

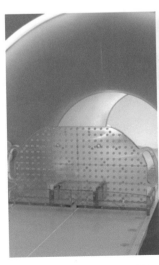
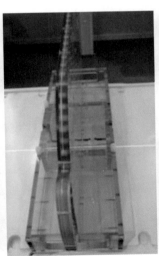
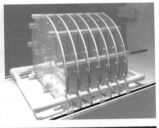
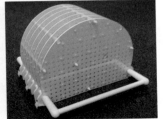

图6-20　飞利浦专用的几何形变测量体模

第二节　磁共振模拟定位机的质控

一、质控的意义

装机后，磁共振模拟定位机通过了验收测试及签收以后，是否就不用担心以后的使用问题了呢？实际上，这还只是刚刚开始，在以后的临床使用中，为了保证系统在最佳运行状态还需要定期进行质控流程操作。

如图6-21所示，整个放射治疗流程中，由于有了磁共振模拟定位的参与，所以部分流程会有所改变，这些新改变又引入了一些不确定性，所以质控就是为了尽量减少这个流程中的不确定性及不一致性。而且由于放射治疗一般会进行多次治疗，大部分常规放疗会采用分次（20 ～ 30次）治疗，SBRT等也会进行5次治疗，所以不同治疗之间如何确保准确性和一致性是非常关键的，这就需要进行质量保证测试及质控扫描以发现及纠正这些不确定性。

所以，质控是为了确保在整个临床使用过程中图形质量保持一致并且不断优化提高。因为随着使用，磁共振系统的性能参数可能会发生漂变，图形质量会逐渐下降，进行质控可以发现这种变化并且及时地进行系统调试，保证图像

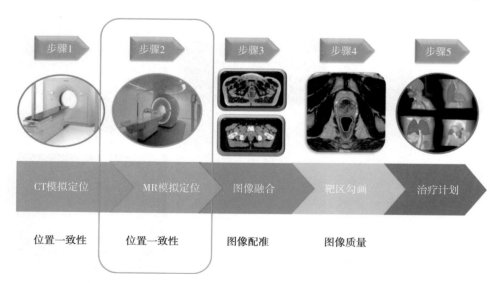

图6-21　放射治疗流程中磁共振模拟定位的参与环境及相关影响

质量维持在一个最佳状态。

MRI模拟定位在整个放射治疗流程中主要作用是提供影像引导，所以一般是在CT模拟定位扫描后进行。虽然磁共振模拟定位扫描只是放射治疗过程中的一个环节，但是其质量的好坏会影响上、下游的几个相关环节。

首先要考虑的就是CT模拟定位扫描和MRI模拟定位扫描过程中患者体位的一致性。这种一致性主要是采用专用的MR模拟定位机的摆位方式及体位固定装置来实现。

完成磁共振扫描后，MRI图像会和CT图像进行融合，这个时候又要考虑两种不同设备图像的配准。对于一些刚性结构的器官，由于解剖结构相对固定，一致性比较高，容易进行刚性配准。而对于体部运动部位及器官，如胸部、腹部、盆腔，一般都不可能进行刚性配准，这个时候就会产生误差和不确定性。

完成图像配准后，需要用到MRI图像进行靶区勾画。而非常关键的一步就是对图像质量的要求，如果图像存在明显的形变，有明显的伪影，则会影响放疗科医师对靶区和危及器官的勾画。所以，质控中非常重要的一个部分就是对MRI图像质量进行评估。而MRI图像质量是和磁共振系统硬件相关的，所以通过进行质控扫描可能侧面反映磁共振硬件系统的性能（图6-22）。

一个患者要完成放射治疗需要分很多次，所以这么多次治疗之间还会进行模拟定位扫描，这里又涉及到治疗期间不同时期扫描位置的一致性问题。

综上所述，定期进行质控扫描是非常有意义而且必要的。

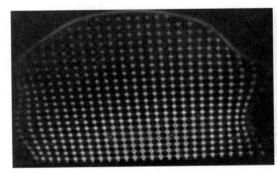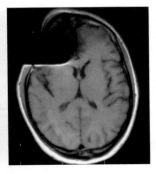

图6-22 MR图像质量如果存在重大问题则不能用于放疗计划

二、质控的内容

既然质控这么重要，定期进行相关流程操作是必须的，也是必要的。那么质控主要包括哪些内容，或者需要做哪些部分的测试呢？

前面介绍了，磁共振模拟定位在放射治疗环节主要是提供图像引导，所以质控部分也是围绕这些方面进行的。

1. 外置激光灯质控 首先为了解决CT模拟定位扫描和MRI模拟定位扫描或者多次MRI模拟定位扫描患者体位一致性的问题，一般是采用外置激光定位系统（ELPS）及患者体位固定装置来完成的。放疗模拟定位扫描一般使用的是3个方向可调节的外置激光灯，其作用是方便进行患者摆位及对齐重要的所贴的标志点，这样能够保证在不同次扫描的时候患者的体位是一致的。所以，激光灯的3个方向的光束准确性是非常重要的。一般采用激光灯自带的系统进行3个方向的光束质控。

此外，磁共振在完成了患者摆位后，需要将激光灯定位的"十"字重合点送入磁共振等中心（图6-23）。这个时候外置激光灯是否能够将这个位置送入

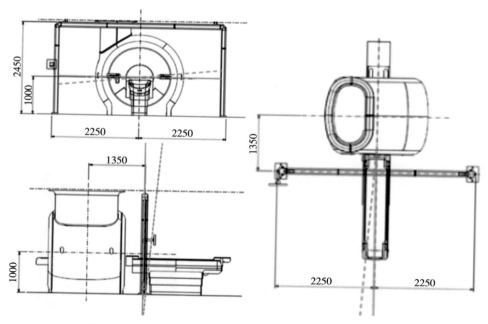

图6-23 外置激光定位系统定位的位置要送入磁共振等中心

等中心非常重要。这需要进行ELPS激光灯位置的质控扫描。

外置激光定位系统的质控主要是消除模拟定位扫描前的不确定性。

2. 图像质量及磁共振硬件系统质控 可以把磁共振模拟定位系统的质控类比于加速器质控。加速器中一般需要测量设备的各种物理参数是否精准，这也是对加速器的硬件进行质控。同样磁共振模拟定位系统也需要对其硬件性能进行质控，然而直接检测硬件对于日常工作来说并不现实，一般是采用质控扫描，得到磁共振图像，通过分析磁共振图像来反映其硬件性能是否处于最佳运行状态。

磁共振硬件系统性能直接决定了图像的质量，其几个关键的系统，磁体系统、射频系统、梯度系统都会影响图像质量，如果这几个系统性能指标有漂变，则可以通过磁共振图像来反映，如表6-2所示。

表6-2　主要的几个硬件系统对图像的影响

	静磁场B_0	梯度系统	射频场B_1
相关硬件	磁体	梯度线圈	射频系统
频率特征	0Hz	0～10kHz	10～300MHz
幅度	0.2～9.0T	<100mT	<30μT
评价指标	均匀性、稳定性	切换率、线性	均匀性
对图像的影响	图像形变、图像均匀性下降	图像形变	图像均匀性下降

采用ACR体模或厂家提供的专门质控体模、质控扫描序列及质控程序，完成扫描后对图像进行分析，从而得出各种硬件的指标参数。这样有利于存档，定期观察其数值的变化趋势。

对于使用多个不同厂家磁共振系统的医院，为了保持质控管理的一致性和对比性，推荐采用ACR体模，因为这是通用的，并且还可以在不同医院之间进行对比。

另一点就是要评估图像是否有伪影，伪影是图像中出现的和实际解剖结构不相关的影像。伪影会影响医师对图像的判读，并且干扰医师对靶区的勾画，所以是一定要避免的。对图像质量及硬件系统的质控就是要解决这方面的问题（图6-24）。

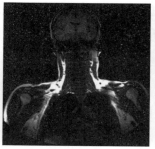
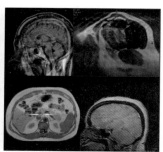

几何形变　　　　　　　　　图像扭曲　　　　　　　　　各种伪影

图6-24　系统硬件导致的图像质量问题

3. 几何形变评估　　理想状态下，整个扫描孔径或者成像区域里的磁场如果是绝对均匀的，则图像不会出现几何形变。然而实际情况是，在成像区域内磁场不可能绝对均匀，这个时候越偏离磁场中心，则磁场均匀性越差，这个区域就越有可能产生形变。

对于放射诊断来说，微小的几何形变或者图像变形几乎是可以忽略不计的，因为这并不影响大体结构的观察以及疾病的诊断。然而对于放疗来说，几何形变和图像变形是必须要考虑的因素，精准是放疗的核心！

几何形变质控是专门进行形变评估的，一般是进行一个大FOV扫描，通过分析图像，得出在多大区域内（一般以多大范围的DSV）几何偏移多少毫米或者多少个ppm。然后看这个范围内该偏移值用户是否接受。

该质控扫描需要一个体积范围比较大的体模，这样才能做更准确的评价，后面会介绍具体的扫描流程。

总体来说，磁共振模拟定位系统质控主要包括：扫描前的相关内容（外置激光定位系统、各种磁共振相关按钮、对讲机、扫描床升降等检查）；通过图像反映磁共振系统硬件相关指标；几何形变质控。质控部分可以分为磁共振成像相关的图像、硬件及几何形变质控以及成像不相关的其他附件质控（表6-3）。

每个医院都应该建立自己的质控表格，定期进行质控扫描及记录相关指标数值。如果有不合格的，建议再重新标准化操作一遍，如果结果再次不合格，则可以上报物理师，请厂家工程师一起调试系统直到相关指标合格。

表6-3　磁共振模拟定位系统的主要质控

质控项目	目的
成像不相关质控	及时了解情况、沟通
患者呼叫装置及对讲机是否正常	确定扫描床稳定性
扫描床升降	
外置激光位定系统	用于确定是否能准确送入等中心
成像相关质控	反映磁共振硬件系统性能是否达标
图像质量检测	
几何形变分析	评估不同DSV范围内几何偏移大小

三、质控的标准

同验收一样，质控也有专门的相关机构制定一些专业的指南及标准。但是目前磁共振模拟定位系统面临的问题就是，所有的质控标准都是以诊断磁共振为主，还没有专门的放疗磁共振相关标准。

AAPM、ACR、美国电气制造商协会（National Electrial Manufacturers Association，NEMA）及国内都有磁共振质控的各种标准，但是并没有一个非常统一和权威的标准（图6-25）。所以，关于质控标准目前存在的问题是标准繁多、互不统一。

目前采用比较多的、比较通用的还是ACR和AAPM的相关质控指南。部

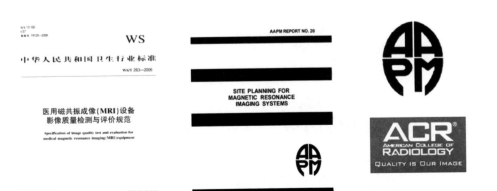

图6-25　各种质控标准

分厂家也有为放疗磁共振专门设计的质控扫描程序及处理标准。

针对国内具体情况，可以采用国内的统一的质控标准及操作流程。基本的内容和目的都是相似的。

四、质控的频次及周期

由于质控涉及不同的内容和不同的扫描流程，所以不同部分质控的频率及周期是不相同的。有些质控内容可能操作相对复杂，扫描时间相对长，所以建议一周甚至一个月做一次，而有些内容则是每天日常应该检查的，如检查激光灯光线的发散、检查对讲机等，这种情况就推荐每天扫描患者前都做。可以按照加速器质控类似的方式，把不同内容的质控分为：日检、周检和月检。表6-4是各种质控内容建议的频次。

表6-4 推荐的各种质控的频次

质控项目	频次及周期
呼叫装置及对讲机	每天/日检
扫描床升降	每天/日检
外置激光定位系统	每天/日检
液氦水平	每天/日检
图像质量检测（ACR或厂家测试方式）	每周/周检
线圈质量检测	6个月或年检
几何形变评估（ACR体模）	每周/周检
几何形变评估（额外专业大体模）	每月/月检

以上是推荐情况，不同医院根据本院的工作量可以灵活制订。例如，有的医院可能一天磁共振模拟定位扫描患者不多，5个以内，则上面每一项都可以进行日检。

对于日检的项目，建议医院在每天扫描第一个患者之前先完成。周检则可以根据工作日时间，在一周的最后一天工作日进行。月检可以选择每个月固定时间进行，这样也方便进行比较以及统计变化趋势。

另外，医院应该建立一个集中的质控数据库对质控图像及数据进行建档整理，将不同日期得到的质控结果形成图表，这样可以得到不同质控指标的时间趋势图，如图6-26所示。

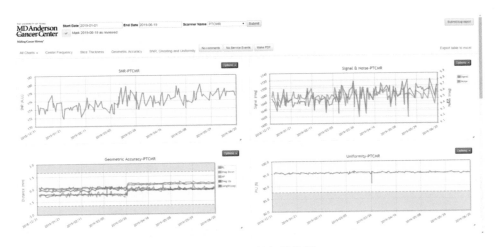

图6-26　质控数据趋势图

五、质控任务及人员安排

　　质控是一项团队协作的工作，所以并不意味着该项工作每年只由一个专门负责质控的物理师来单独完成。一个运行良好的质控保证计划应该让成像链中的每个人都参与进来，包括模拟定位机操作技师、物理师、放疗医师。在使用图像中如果发现有伪影和明显的几何形变，都应该及时上报给相关质控成员小组及物理师，这样有利于质控小组成员第一时间研究伪影产生的原因并且及时纠正。

　　一般来讲，最先进行质控扫描的是技术人员，他们可以第一时间观察测试图像以发现是否有明显的问题。而物理师将对图像进行下一步分析，以确保测试图像质量没有明显的波动或者反映的硬件性能指标没有大幅度漂变。放疗科医师会使用模拟定位图像进行靶区及危及器官的识别及勾画，图像质量直接关系到医师的使用情况，他们是对临床图像质量最敏感的人。因此，参与放射治疗的每个人实际上都在质控环节中，他们从不同角度出发提出质控意见及不断改善质控计划。科室也可以通过持续教育、质控报告及奖励在磁共振操作或者安全中及时发现问题的成员来持续改善质控质量。

六、质控操作流程

磁共振成像的质控并不是新的内容，实际上在诊断影像学中，磁共振系统质控已经建立很多年了，所以没有必要从零开始。放射治疗中使用的磁共振可以遵循诊断MRI质控的一般性指南和程序进行操作。但是，有几个额外的比较重要的方面对放疗应用至关重要，因此必须相应地采用和诊断质控不同的测试来进行。例如，系统的几何形变评估以及为了治疗计划扫描的每个序列也需要进行常规的验证和评估。这是和诊断磁共振系统质控有明显区别的。此外，对于磁共振模拟定位系统，会使用外置激定位系统（ELPS），就像CT模拟定位扫描一样。外置激光定位系统也需要定期检查它的一致性和空间准确性，并且确保外置激光灯的位置能够把患者送到磁共振等中心。当然，患者检查表的准确性也需要检查。所有这些都是放射治疗模拟定位系统特有的附加测试内容，这些内容诊断磁共振扫描通常不需要做。

AAPM发布了完善的磁共振质控指南，ACR也有详细的操作指南并且提供了记录测试结果的表格。然而以上指南大部分针对诊断磁共振系统，而磁共振模拟定位系统和磁共振引导放疗系统MR-Linac的质控程序仍然在开发中。AAPM和国际医学磁共振学会（International Society for Magnetic Resonance in Medicine，ISMRM）等组织中，一些任务组也在开发及建立放疗磁共振的标准化质控流程程序，预计这些专门用于放射肿瘤学的标准将很快推出。然而，对于每个不同科室，需要根据自己科室的需求和工作量来制订适合的质控程序。

1. 外置激光定位系统质控流程操作　不同医院外置激光定位系统可能并不相同，有龙门架的，也有安装在四周墙壁的。不过对于外置激光定位系统的质控大体相同。

首先是检查激光灯开关是否正常，发出来的激光光源是否正常，远处会不会发散。激光灯归零是否正常，左右两侧高度是否一致（图6-27）。

简单检查了激光灯之后，下一步需要对激光灯送入磁体等中心位置的精准度进行质控，也就是保证外置激光灯和系统内置激光灯的一致性。可以采用

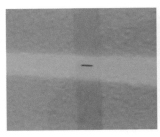
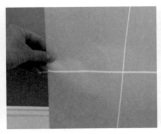
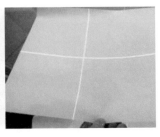

图6-27 检查外置激光灯光源束的质量，左右对齐及高度

ACR体模或者其他的体模进行测试，如图6-28。

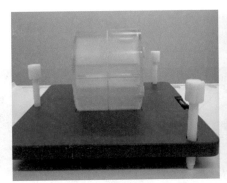
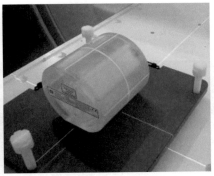

图6-28 ELPS质控体模

ACR测量中有一个层位置可以用于验证外置激光灯和磁体等中心的一致性。而采用专门的体模扫描也是类似的操作，首先保证外置激光灯3个方向的光对准体模三个正交方向的轴线，然后送入等中心进行扫描。

扫描的时候需要注意采用薄层，推荐层厚1mm，这样通过中心层面是否能够显示体模中心图案就能够判断外置激光灯中心和磁体等中心是否一致以及大概相差了多少。表6-5是外置激光定位系统质控推荐的扫描序列参数。

如图6-29所示，每个方位扫描9层图像，每一层层厚是1mm。如果激光灯刚好把定位的位置送到磁体等中心，则最中间的一层（图中红框所示的第5层）刚好对应的位置就是0点位置，这个时候"十"字线图表显示得最清楚。黄框所示的左下角能够显示每层图像偏中心的信息，如果"十"字线出现在这个位置，可以根据对应的数值知道偏离了中心多少。例如，如果"十"字线最

表6-5　外置激光定位系统质控推荐扫描序列参数

参数	参数值
扫描模式	3D
扫描方位	3个方位（横轴位、矢状位、冠状位）
序列类型	梯度回波
FOV	200mm×200mm×200mm
采集体素	1mm×1mm×1mm
扫描层数	9×3（每个方位9层）
层厚/间距	1mm/0
翻转角	15°
TR	25ms
TE	2ms

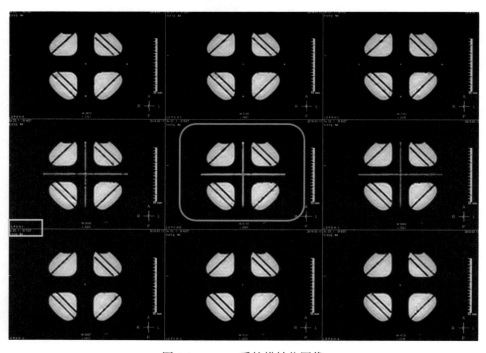

图6-29　ELPS质控横轴位图像

清晰的一层对应的数值是3mm，则说明激光灯定位的位置并没有送到磁体等中心，而是偏离了3mm。根据＋/－号可以判断偏离的方向，而且根据这个数值大小还可以进行调整。

由于扫描的时候梯度系统会震荡，所以一般在±2mm以内的偏移是允许的。最理想的情况是，刚好就在中心层面，也就是第五层。同理，冠状位和矢状位也是用这种方法来判断。

图6-30所示为矢状位和冠状位图像，可以看见，在矢状位图像中，显示"十"字图案最清楚的并不是中间那层，而是在偏离1mm的位置的一层。此时，虽然并不是中心层面，但是它的偏移是小于2mm的，所以测试也是通过的。

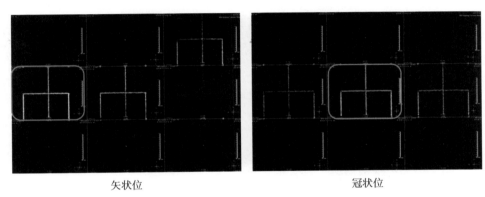

矢状位　　　　　　　　　　　　　冠状位

图6-30　矢状位及冠状位图像

如果连续进行两次ELPS测量，偏移都大于2mm，则代表外置激光灯并不能够准确地把定位的区域送到磁体等中心。此时需要激光灯厂家进行调整。

2. 图像质量测试　图像质量测试可以采用ACR的标准进行，为了进行这个流程操作，需要以下的一些工具或者体模：

（1）ACR专用体模。

（2）均匀的体部体模。

（3）均匀的头部体模。

（4）放置线圈的体模架子。

（5）其他一些特殊体模，包括伽马刀的相关体模，直肠内线圈测试。

（6）定量序列质控测试体模，包括QIBA的DWI体模，ISMRM推荐的体模及动态对比增强体模。

关于定量成像的质控测试，根据不同医院的扫描方案及是否进行定量成像技术，进行选择性的增减。除了各种质控体模，还有一些其他的附件，如放置体模的支架、磁共振兼容的水平仪和尺子等，这些工具可以帮助用户进行一些硬件的定量测量。

质控测试中包括了本章验收测试中列出的大部分内容。根据不同的内容选择不同频次进行日检、周检及月检，以确保磁共振系统一直处于理想的运行状态。

进行图像质量测试可以采用前面验收测试部分所写的ACR指南操作完成，按照指南要求完成扫描后，对图像进行相关分析。当然部分厂家也植入了全自动的质控运行程序，完成扫描后，系统可以自动进行图像分析，给出质控报告。

图像质量测试操作步骤大致可以分为：

（1）放置质控体模。

（2）放置好相应线圈。

（3）固定好体模位置，对齐激光灯。

（4）将体模送入磁体等中心。

（5）启动扫描。

（6）分析图像。

（7）得出测试结果及形成质控报告。

如果是系统自带的质控程序，则相对比较简单，放置好体模，固定好之后，启动自动扫描程序，系统自动扫描，完成扫描后系统自动分析图像结果生成质控报告。

这里以飞利浦磁共振模拟定位系统的图像测量质控操作为例来说明质控扫描的流程。

首先启动系统里自带的图像测试工具，打开程序，按照程序指示进行体模的摆放及准备工作（图6-31）。

如图6-31所示，飞利浦磁共振系统中自带有很多质控程序文件（batch files），找到相关的图像测试程序，点击右键，选择运行程序（run batch）。

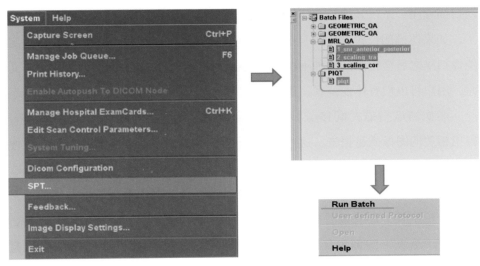

图6-31　打开并运行图像测试程序

运行质控程序后，按照弹出的对话框要求进行体模的放置及激光灯的对齐（图6-32）。

　　完成了体模的固定及线圈的安放之后，将其送入磁共振等中心，就可以启

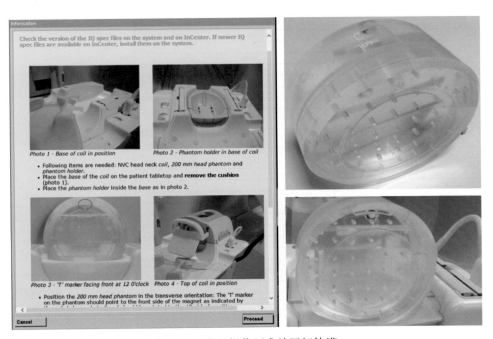

图6-32　按照操作要求放置好体模

动扫描程序，系统开始自动扫描。

如果体模的位置摆放没有按照要求或者摆位不精准，系统在进行了快速定位像扫描之后会检测到这种不匹配，就会报错、停止扫描并给出修改建议。此时，用户可以检查体模位置，重新摆放。

图像测试扫描大概15分钟，扫描完成后，系统会自动对图像进行分析，得出相关的图像质量报告。这些报告会反映磁共振硬件系统的性能指标，方便物理师及时查看（图6-33）。

如图6-33所示，为系统自动生成的图像报告，报告中会给出详细的测量值及分析结果，还有最后指标是否通过。例如，图的右上角，信噪比（SNR）测试中，结果＞59即为合格，最后实际测出来的是75.17，所以信噪比测试是通过的，结果为OK；而右下角，同样，结果＞59才能合格，而实际测出来的值为55.83，小于59，结果是不通过，报告采用红色的标记NOT OK，即不合格，非常醒目，这样物理师一眼就能知道那个指标是不合格的。

Patient	PIQT		PIQT		PIQT		PIQT
Scan_Name	QA1H；MS，SE		QA1H；MS，SE		QA2H；MS，FE		QA2H；MS，FE
Scan_Date	11-09-2019		05-06-2019		11-09-2019		05-06-2019
Scan_Time	09：27		16：08		09：32		16：12
Bw/Pixel	364.38		364.38		361.69		361.69
Trans_Q	220		224		220		225
Drive	0.66		0.63		0.66		0.64
RF_Factor	0.83		0.8		0.83		0.8
Rec_Q	220		225		220		225
Req_Att	20		20		20		20
Central_freq	127762124		127762191		127762123		127762187
Coil_type	irf irf		irf irf		irf irf		irf irf
Actual_12nc	459801290091 459801290101		459801290091 459801290101		459801290091 459801290101		459801290091 459801290101
Original_serial_nr	00203 00082		00203 00082		00203 00082		00203 00082
Scan_Seq	SE	SE	SE	SE	FFE		FFE
Off_cen_dist	0.16	0.16	−2.75	−2.75	0.16		−2.75
Image_Type	M	M	M	M	M		M
Slice_No	3	3	3	3	2		2
Echo_No	1	2	1	2	1		2
Dyn_Scan_No	1	1	1	1	1		1
Dist_sel	0.16	0.16	−2.75	−2.75	0.16		−2.75
Echo_Time	30	100	30	100	15		15
SNR_Factor	2.94	2.27	2.94	2.27	2.02		2.02
Meas_Ok	OK	OK	OK	OK	OK		OK
Verify_Ok	–	–	–	–	–		–
Nema S/N（B）	97.83	72.46	97.76	74.28	69.41		69.05
Nema_Int_Unif	14.61	15.25	15.65	15.65	18.52		20.21
Art_Level	–	–	–	–	–		–

Meas_Ok	OK	
Verify_Ok	OK	
Nema S/N（B）	75.17	C＞59
Nema_Int_Unif	39.41	C＜47

Meas_Ok	OK	
Verify_Ok	NOT OK*	
Nema S/N（B）	55.83	C＞59
Nema_Int_Unif	39.41	C＜47

图6-33 系统自动生成的图像测试报告

一般来讲，如果图像测试有一项没有通过，则推荐再进行一次操作。如果还是这项指标没有通过，说明是真的存在问题，可以及时联系厂家工程师进行调试，以保证磁共振系统随时处于最佳运行状态。

3. 几何形变评估 几何形变评估需要采用面积比较大的体模，这样有助于对大范围的空间区域进行几何形变的测量。

进行几何形变评估操作步骤如下。

（1）放置体模。

（2）对齐激光灯。

（3）将体模送入磁体等中心。

（4）启动扫描序列。

（5）分析图像。

（6）评估空间几何形变结果。

这里需要注意的是，几何形变评估的目的是为了知道在不同大小的空间区域可能产生的几何形变，一般扫描的FOV是非常大的。所以进行该操作不需要放置其他专业线圈，采用的是磁共振孔径中自带的正交线圈。

如果系统自带了几何形变评估扫描程序则同样先启动程序，然后根据操作要求进行体模位置的摆放（图6-34）。

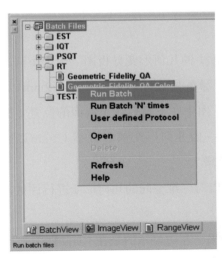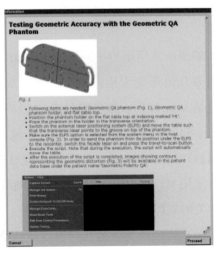

图6-34 启动几何形变评估程序，按照对话框中的步骤进行操作

由于几何形变评估会对很大的空间范围进行测试，所以扫描的时候会在不同的偏中心（Z轴方位）进行。如果采用的是2D Geometric体模，则扫描过程中会不停地移床以保证在足够大的区域进行测试；而最新的体模已经有3D Geometric形态，此时体模本身在Z轴范围就足够大，则不需要移床（图6-35）。

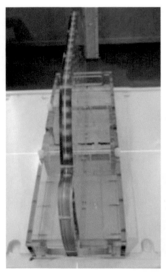
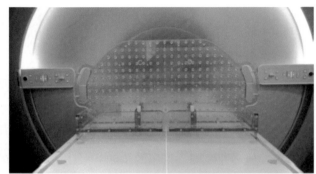

图6-35　2D Geometric体模的摆位

完成扫描后，进行自动或者手动分析图像以测量不同空间范围内的几何偏移。

如图6-36所示为不同层面（Z轴位置）的几何形变分析图。图中不同颜色内代表几何形变大小，类似于等高线：绿色是1mm以内；蓝色是2mm以内；黄色是3mm以内；红色则是5mm以内。图中左下角标注了层面的位置（偏中心）。可以发现在FOV比较小的区域，一般几何形变都非常小（2mm以内），而当FOV大于500mm，则几何形变显著增大。

采用3D Geometric体模扫描，则可以对三维空间的几何形变进行评估，得出相关的立体几何形变图。

图6-37所示为三维几何形变评估结果，左边显示的是在40mmDSV空间范围内，各个方向（RL左右、AP前后、FH头足）及整体的几何形变图。右图

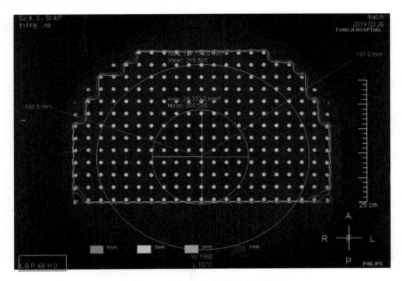

图6-36 几何形变评估结果图

为直接计算出了不同空间大小范围内几何形变是多少毫米，图中200mmDSV，最大几何形变仅为0.4mm，500mm内最大几何形变为2.0mm。

目前国际上还没有明确的几何形变标准，也就是在多大空间范围内几何形变是多大数值以内是可以接受的。一般认为在400mm DSV，几何形变最好要小于2.0mm，在300mm DSV，几何形变要小于1.0mm，达到这个标准则几何形变测试通过（图6-38）。

4. 功能及定量序列质控　DWI是一种很有前途的功能磁共振技术，该技术可用于放射治疗计划靶区定位及治疗后的疗效评估。然而，该序列虽然对肿瘤病变非常灵敏，但是由于其对磁场均匀性的高度依赖及采集序列的特殊方式导致DWI图像会产生明显的几何形变。而该序列还可以进行定量评估，通过完成两个B值以上的扫描获得ADC图，而ADC值的准确性及一致性也需要进行严格的评估。

QIBA DWI体模是进行DWI定量质控的常用工具，该体模以及扫描的序列是由北美放射学会（Radiological Society of North America，RSNA）和其他组织成立的定量成像生物标志物联盟（Quantitavie Imaging Biomarkers Alliance，QIBA）协作组开发的（图6-39）。

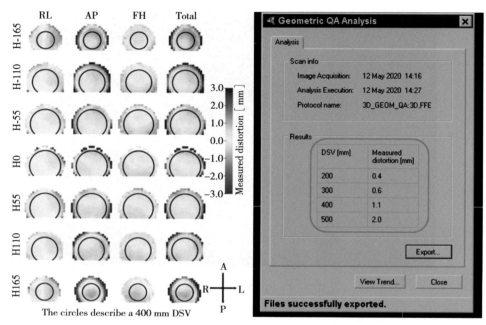

图 6-37　三维几何形变图

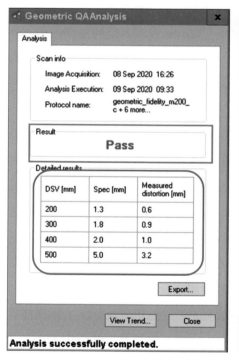

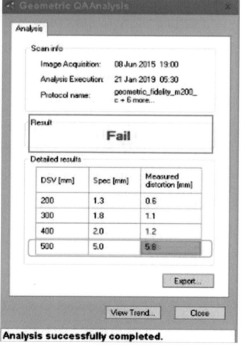

图 6-38　几何形变评估结果及标准

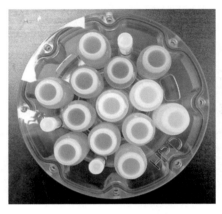
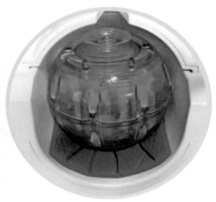

图 6-39 QIBA DWI 体模

目前 QIBA DWI 体模已经产品化并且可以用于不同厂家的磁共振系统，专门为了测量水分子各向同性弥散的 ADC 值而设计。该体模主要由一个塑料球体和不同大小的小瓶组成，外部的大塑料球体大小近似于人的头颅，而里面的小瓶里充满了不同浓度的聚乙烯吡咯烷酮（PVP）水溶液。该体模主要用于检测磁共振系统的 DWI 序列测量 ADC 值的准确性。

QIBA DWI 体模的大球体直径是 194mm，里面由 13 个小瓶组成，每个小瓶里装有 0.5% 质量浓度的 PVP 水溶液。端口有一个温度探头用来测温，测量是在 0℃的水浴中进行。另外，还有一些可更换的小瓶板，可以容纳不同尺寸的小瓶。

不同的 DWI 序列具有不同的性能，如几何形变大小不同、ADC 值精准度不同，并且还取决于磁共振系统的硬件性能（梯度性能、磁场均匀度等）。因此，DWI 和其他功能成像的质控对于确保其在放射治疗反应评估的准确性至关重要。

传统的 DWI 序列基于单激发的平面回波成像（EPI）技术采集，也就是 SSEPI-DWI 序列。这种序列对于磁场均匀度要求非常高，在空气组织交界处或者有义齿区域由于磁场均匀度不佳，磁敏感效应严重，会发生非常大的几何形变及图像失真，尤其是在颅底和头颈部区域。

为了解决传统 SSEPI-DWI 序列严重的图像形变问题，一般是采用不同的信号采集方式。例如，用自旋回波采集代替EPI采集，这样能够显著减少图像形变，这种序列又被称为TSE-DWI；或者用多激发（multi-shot）的采集方式代替单激发（single-shot）采集，通过缩短回波链减少图像形变，这种序列又被叫做MMEPI-DWI；还可以采用分段读出梯度的方式减少回波链，如RESOLVE-DWI序列。当然，也可以将这些技术联合使用，这样能够进一步改善DWI图像，如BLADE-DWI序列，采用多激发的自旋回波进行信号采集，该技术还使用K空间中心区域进行过采样以减少平面内的运动伪影，这对于不同B值扫描之间的体素一致性有非常好的保证。因此BLADE-DWI序列能够大幅度提高图像的几何精准度，保证了ADC值的准确性。

采用QIBA DWI体模进行DWI序列的质控测试，图6-40显示了不同DWI序列的几何失真及ADC准确度定量比较。

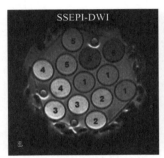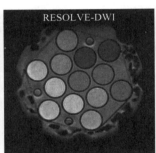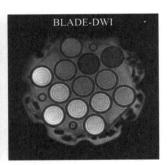

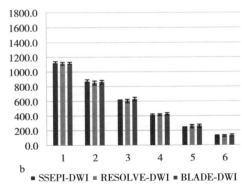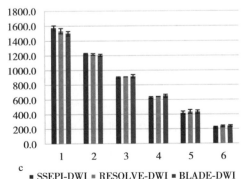

图6-40　不同DWI序列的几何失真及ADC准确度定量比较

注：a不同DWI序列（B＝2000）扫描QIBA DWI体模获得的图像；b, c. 不同温度下（0℃及17℃）不同DWI序列测量的ADC值比较。

图6-40显示，采用BLADE-DWI获得的图像没有几何形变，而采用SSEPI-DWI和RESOLVE-DWI获得的图像，从内层小瓶到外层显示出都有几何形变，SSEPI-DWI的形变最大。三种DWI技术得到的ADC值没有显著的差异，而BLADE-DWI表现出了良好的几何保真度，并且获得的ADC值和常规的SSEPI-DWI序列相似，因此该技术适用于头颈部的放射治疗的靶区勾画和功能评估。

图6-41显示同一层面不同序列的图像比较，分别在不同图像上进行靶区勾画，采用不同颜色加以标识：a.将不同序列勾画的靶区进行融合；b. T2WI序列采用蓝色线进行靶区勾画；c. BLADE-DWI采用红色线进行勾画；d. RESOLVE-DWI采用黄色线进行勾画；e. SSEPI-DWI采用绿色线进行勾画。从融合图像中清楚地显示，使用不同的DWI序列勾画的靶区与常规解剖图像T2WI均有差异，而BLADE-DWI和T2WI差异（红色和蓝色比较）最小。

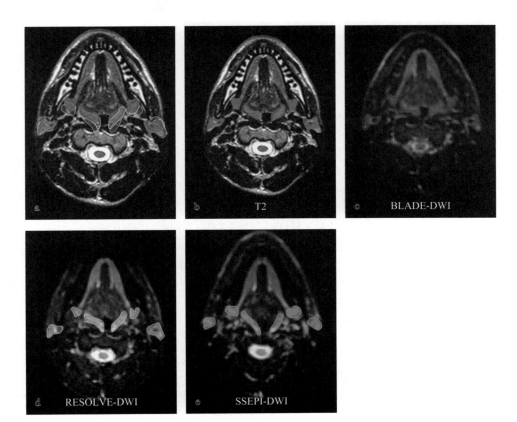

图6-41 正常志愿者不同DWI序列及T2WI序列靶区勾画比较

同样对于鼻咽癌患者，采用不同的DWI序列和T2WI序列进行靶区勾画比较，BLADE-DWI（红色区域）和T2WI（蓝色区域）一致性最高，说明BLADE-DWI几何形变最小（图6-42）。

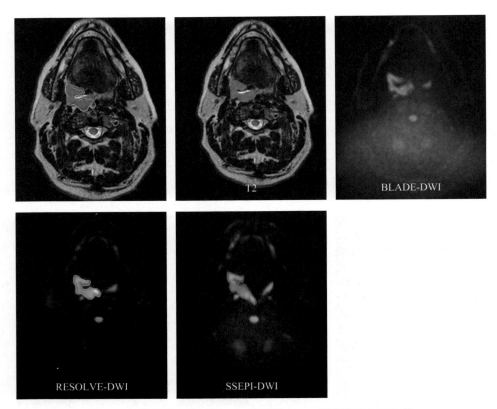

图6-42 鼻咽癌患者不同DWI序列及T2WI序列靶区勾画比较

第七章

MR-Linac系统介绍及工作流程

第一节　MR-Linac概述

最近几年在放疗领域最大的进展之一就是把磁共振和直线加速器合二为一的磁共振直线加速器一体机（MR-Linac）。

一直以来，放射治疗都在追求把磁共振系统和医用直线加速器融合成一体，即磁共振直线加速器一体机MR-Linac（MRL）。但由于磁共振及医用直线加速器这两种设备设计原理中有很多方面相互冲突，真正把磁共振和加速器紧密结合在一起，还是有很多技术上的挑战。在高场磁共振直线加速器一体机的研究上，由于技术难度大，一直以来都没有突破。

磁共振加速器不同于CT直线加速器（CT和直线加速器都采用X射线的工作原理，相对互相干扰比较少）。另外磁共振和直线加速器这两种设备工作环境也完全不同。直线加速器中的电子束射线在强磁场下会发生偏转，而磁共振的工作需要进行磁场匀场及严格的射频（RF）屏蔽和磁场兼容性。正因为如此，ViewRay的第一代产品，放射源是用了3个Co（钴-60）。而医科达（elekta）的Unity MRL从开始就是启用的直线加速器，直接面对磁共振和直线加速器干扰的这个挑战，并终于在2018年推出第一款强磁MRI和7MV单能光子直线加速器的结合。ViewRay公司最近也实现了直线加速器和0.35T磁共振系统的无干扰结合（图7-1、图7-2）。

美国华盛顿大学医学院2017年11月安装了ViewRay的第一台0.35T磁共振直线加速器一体机并首次治疗患者。ViewRay是第一家做出在线磁共振放疗设备的厂家。

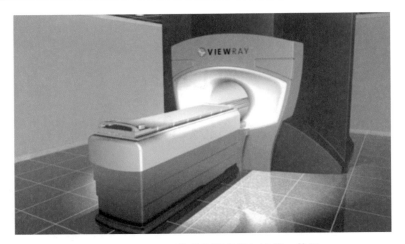

图7-1 ViewRay的磁共振直线加速器一体机

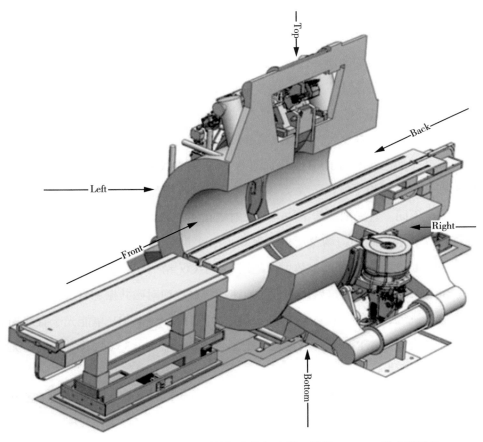

图7-2 ViewRay公司的0.35T磁共振直线加速器一体机MRIdian的内部结构

磁共振磁场强度和图像信噪比是直接相关的。如上所述，在高场强下（场强大于1.0T）要完成磁共振和直线加速器合体是非常困难的。医科达和飞利浦合作，采用无偏转线圈的单能光子的直加技术，另外加上了特殊的磁体设计及对加速器共振枪的磁场屏蔽，从而实现了强磁场（1.5T）和直线加速器的完美结合，实现了磁共振和加速器之间的几乎零干扰（Zero Interference）。这也是全球首个高场磁共振直线加速器一体机，实现了工程和技术上的一个创新突破。

第二节　高场1.5T磁共振直加系统Unity

医科达的高场磁共振和直线加速器一体系统的雏形是由荷兰的乌特勒支大学医学中心（The University Medical Cnter Utrecht，UMC）的放射物理系开发的。该医学中心的放疗科的Bas Raaymakers教授和Jan Lagendijk博士在20个世纪的90年代中期开始了这方面的研究并做出了可行性测试。医科达从UMC Utretch取得专利之后，开始了产品化的研究和实施工作。

2018年6月18日，医科达公司宣布世界首台高场强磁共振直线加速器一体机正式获得CE认证，后又于同年12月获得美国FDA上市许可成为第一个高场的MR-Linac设备，并于2019年1月在美国MD安德森癌症中心治疗了北美的第一例患者。2020年8月20日在国内获得国家药品监督管理局（National Medical Products Administration，NMPA）注册证书，正式获批临床应用。目前全球大概有40多台装机，大部分集中在欧美。国内也有6家装机用户。截至目前（2020年9月），Unity已经治疗了1400多位患者，涉及30多个不同部位病灶。这种高场1.5T和7MV直线加速器结合在一起的MR-Linac名为Unity，含义为将磁共振和直线加速器这两个"水火不容"的系统有机地集成在了一起（图7-3、图7-4）。

Unity由1.5T磁共振成像系统和一个连接在圆形机架上的7兆伏（7MV）的直线加速器组成，该机架和磁体内的低温恒温器同轴安装。这种设计和其他的集成磁共振引导放射治疗系统类似，MRI系统主要用于治疗前及治疗期间提

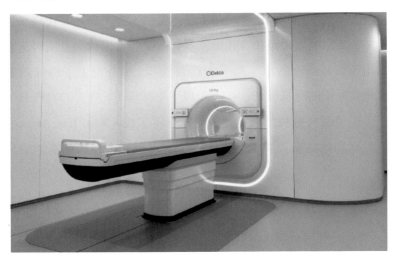

图 7-3　医科达的 Unity 实现了 1.5T 的 MRI 和 7MV 的直加结合

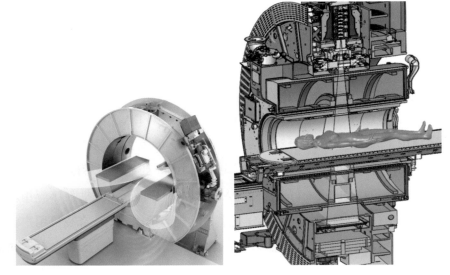

图 7-4　Unity MR-Linac 结构示意图

供在线或者实时图像引导。为了满足放射治疗，MRI 系统采用了独特的设计，磁体中间有一个间隙可以保证兆伏级的射线束通过。这一点也是和常规的 MRI 系统硬件有显著区别的，其中磁体系统、梯度线圈、内置体部线圈都是有一个间隙的，也就是不连续的（图 7-5）。

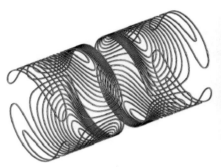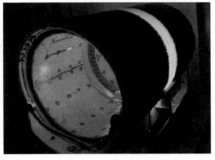

图7-5 Unity的特殊设计

注：磁体及内置体部线圈中间有一个间隙，是不连续的。

基于滑环的机架实现了360°完全自由旋转，无需重新布线，并允许直线加速器从任何角度将MV级的光子束指向等中心，以便在实时MRI引导下进行治疗。直线加速器的另一侧有一个射束遮挡器，它可以防止初级辐射束直接照射到屏蔽室的墙壁、天花板和地板。

此外，该系统采用主动磁屏蔽技术，使得加速枪处的磁场强度为0，并且让加速管内的磁场强度尽量降到最小。加速器周围还有一个镍铁合金作为金属屏蔽，进一步降低了磁共振系统产生的残余磁场。加速器也没有偏转磁铁，因此，进一步减少了MRI与加速器之间的干扰。

Unity结合了高场磁共振系统和兆伏级加速器，理论上这两个系统可能会相互干扰，特别是当产生射束的时候。然而，研究表明该系统的图像质量非常好并且直线加速器和磁共振系统之间没有明显干扰。此外，射束遮挡器可以减少初级辐射及散射辐射，从而减少了对MR-linac的辐射屏蔽要求。

磁共振信号主要依靠一组八通道的体部相控阵线圈，其中前片线圈4通道，后片线圈4通道。该线圈采用专门的设计，能够使射线通过线圈时衰减最小，所以这个线圈又称为治疗通过线圈。前片线圈位于线圈支架上，这样可以防止线圈直接接触患者身体或者在放射治疗期间改变患者的外部体表轮廓（图7-6）。

图7-6中，右边是前片线圈的结构图。图中绿色的区域长度有40cm，允许射线从这里通过（射束宽度22cm）；红色的区域则含有电路元件及模数转换

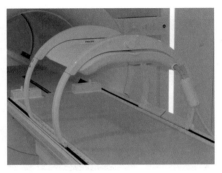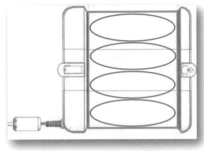

图 7-6　前片线圈示意图及结构图

器，射线不能从这里通过；蓝色的4个圈代表线圈的4个单元。

后片线圈则固定在扫描床下面，如图7-7所示。

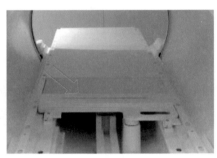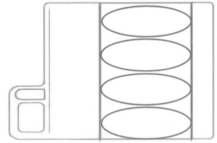

图 7-7　后片线圈示意图及结构图

图7-7中右边是后片线圈的结构图。和前片线圈一样，图中绿色的区域长度有25.4cm，允许射线从这里通过（射束宽度22cm）；红色的区域则含有电路元件及模数转换器，射线不能从这里通过；蓝色的4个圈代表线圈的4个单元。需要注意的是后片线圈一般是固定在扫描床下磁体的等中心处，一般不需要将其拆除，除非是强辐射的物理实验。

前片线圈在Z方向（患者躺在床上的头足方向）的长度是40cm，最大的FOV为350mm。扫描的时候采用前片线圈和后片线圈组合的方式，即可实现全身的扫描（图7-8）。

需要注意的是，由于后片线圈是固定在扫描床下的，不能移动，所以Unity

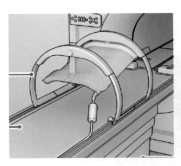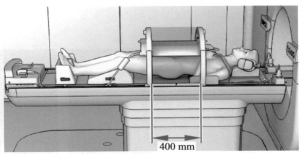

图7-8　Unity中所有部位扫描采用前片和后片线圈组合方式

在扫描过程中不能采用一边移动床一边扫描的模式。这样Unity只能进行一段扫描，不能满足全身多段扫描的需求。另外，Unity是一个磁共振结合直线加速器的系统，不单是一个磁共振系统，也不单是一个直线加速器系统，并且它的主要功能是进行放射治疗，所以和常规的磁共振模拟定位系统是有区别的。

由于磁体、梯度系统等硬件中间有一个空隙，所以理论上Unity的磁场均匀度指标要比传统的1.5T磁共振模拟定位差，梯度性能也相对比普通1.5T磁共振弱一点。图像质量方面，Unity的图像要比传统的1.5T磁共振图像信噪比略微低一点，但仍然能够满足临床需求（图7-9）。

另外，磁共振扫描的过程中如果进行放射治疗，也就是加速器出束会对图像质量有影响吗？关于这个问题，最早装机的几家医院已经做过很多次测试。

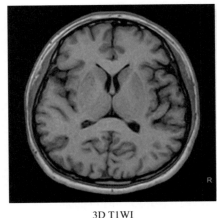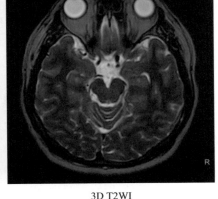

3D T1WI　　　　　　　　　　　　　　　3D T2WI

图7-9　Unity扫描得到的图像

发现扫描过程中射线照射对图像质量几乎没有影响（图7-10）。

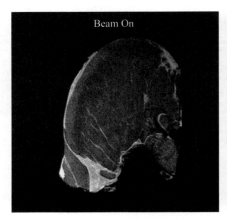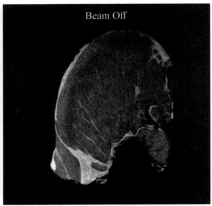

图7-10　对同一块牛肉分别在加速器打开和关闭情况下进行扫描

注：图像质量几乎没差异。

下面是Unity系统的直线加速器部分的特征参数指标。

　　射线束能量：7兆伏（MV）三F模式

　　静磁场强度：1.5（磁场方向平行于患者长轴）

　　源轴距（SAD）：1435 mm

　　放射剂量输出：＞400 MU/min（等中心）

　　源轴距的照射野：574 mm×220 mm（XIEC×YIEC）

　　多叶光栅方向：160叶

　　多叶光栅在等中心宽度：7.12 mm

　　磁体孔直径：70 cm

第三节　Unity MR-Linac工作流程

一、Unity基本治疗流程

虽然Unity MR-Linac和ViewRay的MR-Linac不同，但目前的工作流程大同小异。图7-11显示了当前磁共振直线加速器一体机的一般工作流程。

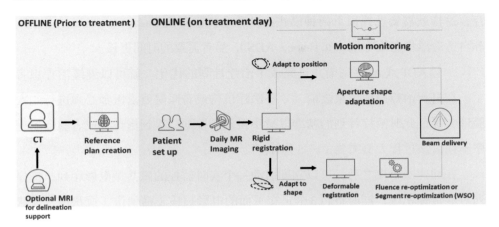

图 7-11　MR-Linac 的工作流程

　　在患者接受 MR-Linac 治疗之前，MR-Linac 可以作为磁共振模拟定位机进行定位扫描获得高质量的磁共振图像。利用前面的 CT 模拟定位扫描图像，可以在线生成一个"参考计划"。MRI 图像用于靶区勾画，CT 图像用于剂量运算。该"参考计划"可以用于自适应的常规治疗，这样就无需每次重新制订放疗计划，大大加快了日常的治疗及自适应进程。

　　治疗当天，患者先进行磁共振安全筛查，然后再进入有磁共振系统的治疗室。这是磁共振安全流程中不可忽视的一步，即使患者前面已经在 MR-Linac 上完成过治疗，每次进入磁共振治疗室之前还是需要做安全筛查，这是因为患者的情况有可能在模拟扫描或者上次治疗后发生变化。通常情况下，患者并不知道他们是否在手术中植入了其他设备或者装置。MR-Linac 系统的工作人员有责任进一步询问上次检查或者治疗之后患者的病情变化。

　　完成安全筛查之后，按照正确的方式完成患者摆位及固定，就可以进行磁共振扫描。这和常规加速器治疗先进行锥形束 CT（Cone Beam CT，CBCT）是一样的，治疗前通过磁共振扫描获得图像，以便和"参考计划"比较及自适应。然后通过刚性配准将 MRI 图像和 CT 模拟定位图像进行融合。此时，我们必须确定靶区（GTV 或 CTV）和危及器官（ORA）的位置以及他们的形状是否发生了显著的变化，采用简单的刚性配准是否可以满足临床需要并且继续治疗。如果这种形状变化或位置不一致是非常显著的，则必须重新勾画靶区进行自适应治疗，这样就需要选择以下两种模式：自适应位置变化（adapt to position，ADP）和自适应形状变化（adapt to shape，ADS），后者需要的时间更长。

一旦ADP或ADS完毕并且完成了治疗计划的优化，就可以继续治疗患者了。在进行治疗照射出束之前，一些医疗机构或者医院要求医师必须进行二次验证，保证此时治疗计划的精准以减小误差。根据二次剂量计算或者验证的程序不同，该过程大概需要3～5分钟。

在加速器出束之后，可以立即启动一个实时监控的磁共振电影序列，该序列对准目标靶区，同时进行3个正交平面的电影扫描（横轴位、冠状位、矢状位）。采用这种扫描序列可以在放射治疗过程中对靶区及周围的运动器官进行实时监测（5帧/秒，也就是0.2s一个动态），以便发生剧烈运动偏离治疗区时停止出束，这样更能够确保治疗的精准和安全。

一旦完成了放射治疗，下一步用户可以选择进行治疗后的磁共振扫描以验证或者评估疗效。整个治疗时间取决于靶区情况及分次剂量，通常情况下，整个治疗时长为20～50分钟。由于有磁共振系统超高的软组织对比度和实时成像监控扫描模式，可以对治疗过程中器官的位置进行监控和验证，该系统主要用于进行立体定向放射治疗和采用大分割、大剂量方案的患者治疗。

以下是MR-Linac治疗流程中主要步骤的重点。

（1）治疗前的MRI扫描成像。

（2）图像融合及自适应放疗计划，根据靶区和危及器官的性质及位置，选择：①ADP（自适应位置）或者②ADS（自适应形状）。

（3）医师审核计划。

（4）二次机器跳数（monitor unit，MU）的验证。

（5）再次验证磁共振图像（如果有必要的话）。

（6）扫描磁共振实时电影序列进行器官的运动监控并实施治疗照射。

（7）治疗后再次扫描（如果需要的话）。

Unity系统中的磁共振部分在实际工作流程有两种扫描模式：on-line（在线）和off-line（离线）或者standalone（脱机）。在治疗患者的情况下，磁共振中的扫描序列是固定并且不可修改的。但是在不治疗患者的情况下，Unity中的磁共振系统可以单独扫描患者，其功能类似于磁共振模拟定位，此时用户可以自由选择扫描序列。

二、Unity 中的质控

由于磁共振成像系统的复杂性和独特性，其质量保证程序、工具和技术与常规磁共振成像或直线加速器系统有许多不同。在本书的第六章已经讨论了磁共振模拟定位系统的质控，然而 MR-Linac 则更加复杂，因为这涉及两个不同系统的集成及组合，这里只提出一些需要注意的特殊事项。

一般的直线加速器质控工具可能并不适用于 MR-Linac，因为其特殊的高场强环境，并且磁场是始终存在的。所有用于质控的工具都必须是磁共振兼容的，从水箱到 IC Profiler®，再到调强放疗 Arc Check®工具都必须满足这个要求。另外，由于加速器的等中心位于磁共振孔径的中心，无法用可见的激光来进行对准验证，因此必须使用一个 QA 平台工具来确保直线加速器等中心的一致。此外，还必须检查磁共振等中心和直线加速器等中心对准，以确保空间精度。还有一点比较特殊的就是，超导磁共振系统都有制冷剂，液氦液位填充水平会对射束产生影响，因此必须每天检测液氦液位，将其纳入常规的质控步骤中（ViewRay 的 MR-Linac 则不需要这一步操作，因为该系统的射束不会通过制冷系统）。

对于 MR-Linac 的磁共振组件，质控操作流程和普通磁共振模拟定位系统非常相似，只是几何形变评估需要经常检测，最好从月检或周检变为日检。此外，必须每天检查磁共振系统等中心和直线加速器等中心的对准情况。

第四节　MR-Linac 的未来发展

磁共振直线加速器一体机是放射治疗发展进程中一个令人兴奋的里程碑，但是目前还处于初级阶段。相信在未来几年里，这一特定领域一定会有更多的技术进步。由于 MRI 超高的软组织对比度，特别是丰富的功能成像，可以预见未来基于个体化的治疗期间疗效评估及方便的自适应治疗将是精准放疗努力的方向。国际上在这方面有很多正在进行的研究，其中包括很多跨国间、多中心的临床试验，内容从定量、磁共振功能成像的质控临床试验，到基于人工智能和机器学习的疗效评估模型开发等。此外，磁共振成像引导质子治疗也是未来发展的一个方向。

一、在线引导运动管理

现阶段，Unity的运动管理（motion management）还仅仅限于实时扫描高帧频的MRI电影序列，扫描的过程中需要治疗师观察靶器官及危及器官的运动情况，射束的中断（停止）需要人为控制。在不久的将来，有可能通过高速的目标自动追踪及触发自动完成。这将真正改变放射治疗中运动管理的本质。

此外，目前正在进行的研究工作还有进行屏气和患者反馈系统，这样可以进一步加强治疗期间的运动管理功能，保证治疗的精准。

二、容积旋转调强放疗技术和螺旋治疗模式

目前，MR-Linac并不支持容积旋转调强放疗（volumetric-modulated arc therapy，VMAT）模式和多个等中心治疗模式。而且由于MR-Linac的治疗范围有限，在头脚方向只有22cm，对于一些病灶范围比较大或者需要大范围治疗的患者来说，采用MR-Linac并不能实现其治疗。然而考虑到滑环的固有设计，理论上Unity MR-Linac是基于VMAT和螺旋治疗模式构建的。可以预见未来，这些功能是可能实现的。

三、总结

综上所述，MRI引导的放射治疗发展前景是光明而又令人兴奋的。磁共振引导下的放射治疗是未来放疗发展的趋势之一。MR-Linac为充分发挥磁共振潜力提供了一个非常有力的工具，包括实时扫描成像、自适应治疗模式及个性化治疗。

第八章

磁共振引导放疗的未来发展

　　磁共振引导放疗（MRgRT）依靠其超高的软组织对比度对于靶区勾画具有显著的优势，功能成像可以用于疗效及正常组织毒性反应评估，治疗过程中可以使用超快速序列（如多平面4D序列和实时电影序列）进行磁共振实时（real-time）成像用于运动管理。最近临床上使用的在线磁共振引导放疗系统，如维雷的MRIdian和医科达的MR-Linac使得新的治疗策略成为可能，并且为放射治疗带来了全新的改变，甚至让以前不能接受放射治疗的患者也能够接受新的治疗。

第一节　类CT图及MRI-only引导放疗工作流程

　　通常情况下，在做放疗计划时，磁共振模拟定位影像与CT影像融合，借助CT值与组织密度转换关系直接进行剂量的计算。而磁共振图像的信号强度是质子密度和弛豫时间的函数，与电子密度不相关。但是随着科技的进步，目前通过简单算法，借助最新的磁共振成像技术，磁共振的图像能够直接转换成伪CT图（pseudo-CT，pCT）或者类CT图（synthetic CT，sCT），进一步简化了制订放疗计划的流程，提高了放疗的精准度。这种只通过磁共振引导放射治疗而无须再经过CT模拟定位扫描的治疗流程被称为MRI-only sim。

　　前面也介绍了各种不同的伪CT图或类CT图的技术和方法，目前还没有一种方法可以应用于全身各个部位。例如，在传统的头颈部，由于气体的影响及个体差异比较大，生成的类CT图像的准确性和CT扫描的一致性还有待进一步验证。

在过去几年中，人工智能和机器学习在放射治疗中的应用有了很大的扩展。基于机器学习和人工智能生成类CT图像的技术是一种很有前景的技术。2017年，有学者提出了一种基于深度学习和卷积神经网络的生成类CT图像的新方法。这种方法将3D的MRI图像和CT图像形成一队作为训练数据集，将2D的MRI图像映射到相应空间的2D CT图像中，进行2D深度学习和卷积神经网络模型的训练。训练完成后，该模型即可以用于新的MRI图像，然后直接生成相应的类CT图。

目前几乎所有的厂家都在致力于研发或者将基于机器学习和人工智能的类CT图技术的MRI成像序列推向市场。一些厂家已经有商品化的磁共振成像生成类CT图技术的产品了，但是目前还不能进行全身所有部位的应用，如飞利浦公司的MRCAT技术已经可以用于前列腺、女性盆腔及头颅，并且获得了美国FDA和CE批准，最近几年也有很多直接采用MRI图像进行剂量运算的文章发表。可以预见在不久的将来，单纯使用MRI引导放射治疗的工作流程将会广泛地应用于放疗科，就像早期采用CT引导放射治疗一样。

另外一点就是目前很多治疗计划系统（treatment planning system，TPS）都具有自动勾画和自动计划的功能。将这种技术和磁共振扫描类CT技术结合，未来可能会产生全自动的引导放疗流程：磁共振模拟定位扫描→图像传输到TPS系统→常规解剖图像用于自动靶区勾画→合成的类CT图像用于剂量运算→自动制订放疗计划。

第二节　MRI在线引导放射治疗及4D成像技术

随着在线引导的磁共振直线加速器一体机（如Unity MR-Linac）得到更广泛的临床应用，在运动管理、门控或触发的靶区剂量照射技术方面将取得长足进展。

传统的在线放疗引导采用的是CBCT进行，其图像质量差，对于精准放疗来说有非常大的难度。然而最近几年，磁共振直线加速器一体机的出现改变了这种局面，采用MRI替代CBCT可以得到清楚的图像质量，让治疗过程中也能看清楚靶区。

　　而治疗过程中的运动管理也成为在线引导放疗的热点。要做到实时监控就必须要采用非常快速的扫描序列。因此，急需要快速的4D磁共振成像技术和快速的多平面动态实时扫描序列。最近几年，磁共振4D成像技术成为研究的新热点。对于放射诊断，4D成像技术并没有太大的应用场景，而对于放射治疗，则是非常有用和必要的技术。

　　传统的磁共振扫描，扫描速度和空间分辨率是鱼和熊掌不可兼得。而随着磁共振快速成像技术的发展，压缩感知等新技术的产生，磁共振成像在速度方面有了大幅度的提高，使得4D成像技术逐渐成为可能。很多最新开发的快速成像序列能够达到0.3秒一个动态，并且空间分辨率高，这种序列已经基本可以满足放射治疗过程中的靶区监控及运动管理了。

　　如图8-1所示，a和b为4D-CT，分别在不同的呼吸时相获得图像，可以发现呼吸末和吸气末膈肌高度及肝的位置都不相同，病灶的位置也会产生变化。c和d为4D-MRI，同样的呼吸时相中，4D-MRI图像和4D-CT图像良好对应。

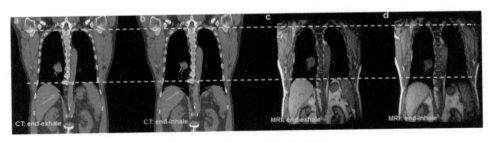

图8-1　比较4D-CT和4D-MRI

第三节　磁共振定量/功能成像在放疗中的应用

　　除了用于诊断和放疗计划的解剖成像，MRI还可以进行功能及分子特性的相关成像及定量。尽管传统的磁共振成像对一系列的伪影比较敏感，但磁共振信号或相位对各种因素的灵敏度又可以用于进行不同对比机制的成像研究，从而反映出潜在组织特征。例如，磁共振对于磁场均匀性非常敏感，在磁场不均匀的部位会产生磁敏感伪影；另外，可以利用磁共振信号或相位对磁场均匀性的敏感进行磁敏感对比加权成像，从而反映组织的磁敏感特性。早期的磁共振功能成像对比机制包括用于血液流速测量的相位对比成像，用于功能性脑成像的磁敏感加权成像（susceptibility weighted imaging，SWI）和血氧水平依赖功能成像（blood oxygen level dependent，BOLD）以及反映水分子运动的DWI。由于磁共振成像是基于核磁共振的物理原理，磁共振波谱成像及分析可以在足够大的体素上分析代谢物的含量及成分。外源性的对比剂（如钆的螯合物）可以用于磁共振灌注成像，如动态对比增强（DCE）成像和动态磁敏感对比（dynamic susceptibilitg contrast DSC）成像。利用磁共振灌注成像可以获得血流动力学及各种反映组织特性的灌注参数，如血液渗透性参数及脑血流量、脑血容量等。除了引入外源性对比剂，还可以通过非注射对比剂的方式实现灌注扫描，如采用动脉自旋标记（ASL）和体素内不相干运动（IVIM）来测量。比较新的成像技术包括磁共振弹性成像（magnetic resonance elastography，MRE）、化学交换饱和转移（CEST）或使用新的对比剂，包括具有不同超极化核的对比剂。即使是常规的T1WI和T2WI等MRI基本的图像对比序列，也正在通过新的技术如磁共振指纹打印技术（MR fingerprint）或Synthetic MR合成MRI对比图像等技术生成。比如，最新的Synthetic成像，通过一次扫描可以重建出多种磁共振对比图像（T1WI、T2WI、PDWI）及定量图像（T1 mapping、T2 mapping）等。当然，临床使用最多的功能成像还是DWI及其衍生的各种相关模型序列，其应用涵盖了早期脑卒中的检查及肿瘤治疗反应的评估等。

目前许多研究工作已经投入到开发基于生物过程或者治疗反应的定量测定技术或者磁共振成像生物标志物。如果一个临床相关的生物过程或者反应可以通过这些技术探测及量化，那么疾病的进展以及疗效的有效性就能得到更好的评估。可以通过治疗后的灌注情况及反映细胞扩散的成像技术来区分不同肿瘤类型。不同体积的肿瘤，其正常组织对放疗的反应也不同。

随着磁共振越来越多地用于引导放射治疗，肿瘤科医师对磁共振功能成像和生物标志物的兴趣也越来越大。患者在治疗体位时获得的功能影像可以用于标准化的靶区勾画以及评估放射治疗的有效性，这样可以在自适应的治疗策略中使用。为了实现这一点，需要对现有的扫描序列、扫描方案进行调整，保证在不同线圈或者同样线圈不同部位扫描的情况下，仍然能够获得信噪比相对比较理想的图像。此外，对几何形变比较敏感或者容易变形的扫描序列，如EPI采集的DWI序列，可以用其他几何失真不明显的序列代替或者采用其他技术方法，包括多激发DWI、缩小FOV以减少矩阵、采用radial的K空间填充方式或基于快速自旋回波采集的DWI（DWI-TSE）。

第四节　疗效评估及预后预测

磁共振功能成像（如DWI）及定量成像（T1 mapping和T2 mapping）已被用于评估肿瘤治疗反应及正常组织毒性。目前DWI已经作为一个评估肿瘤是否对放疗有反应的常规手段，其他的定量技术也被用于做类似的评估。此外，一些最新的磁共振成像技术，如CEST和其他成像序列已被用来进行代谢成像，产生的效果类似于PET成像，而且不需要使用外源性的示踪剂。这些技术有助于磁共振功能成像在放射治疗中的应用（图8-2）。现阶段正在进行的研究工作主要集中于使用定量磁共振技术来进行早期放疗患者的疗效预测，包括

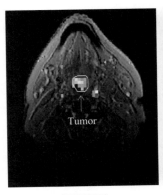
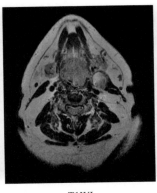
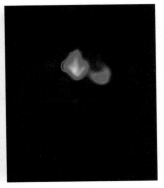

CEST MRI　　　　　　　　　　T1WI　　　　　　　　　　PET

图8-2　一些分子磁共振影像学技术在放疗中的应用

评价肿瘤的控制及正常组织的毒性反应。

未来，随着新的功能性和定量MRI生物标志物的发展。可以预见，个体患者对治疗的反应可以在治疗早期就被检测出来，并且可以根据治疗早期的影像学来评估疗效、预测预后。根据预测和肿瘤反应，可以对治疗过程中的剂量及治疗顺序进行自适应。例如，根据成像生物标志物评估一个患者对放射治疗反应非常好，那么可以考虑减少剂量，以避免正常组织的毒性。或者根据影像学评估某个正常组织区域的毒性反应比较严重，则应调整治疗方案，以降低对该区域的毒性反应。甚至停止治疗1～2天，让正常组织恢复，避免正常组织剂量过度累积。换句话说，治疗计划的调整及修改不仅像原来一样在空间上进行调整，还可以在时间上进行调整（即根据治疗期间的生物标志物评估调整剂量分数）。个性化、个体化地评估每个患者在治疗期间的反应，真正地实现个性化医疗。放射治疗的未来将真正地"START"（spatial and temporally adapted radiation therapy，START）（空间和时间适应性放射治疗）。

第五节 总 结

最近的许多研究表明，在放射治疗过程中经常进行影像学检查及评估，随时调整治疗计划对癌症患者，特别是肺癌、肝癌及胃肠道肿瘤患者有更好的治疗效果。如前所述，MRI出色的软组织对比度、丰富的功能成像信息，在引导放射治疗方面能够提供非常大的帮助，从而实现真正的个性化、实时成像引导。通过MR-Linac治疗中对影像的显示及运动的监控，我们可以更好地了解治疗过程中内脏器官和靶区的变化，并将这种经验和知识扩展到其他影像引导治疗中，如CBCT、CT直线加速器（CT-Linac）等。

综上所述，越来越多的医院重视磁共振在放疗中的应用，而MR模拟定位及MR-Linac更加频繁的临床应用使得磁共振引导放射治疗的趋势不停地加速。而且磁共振的新技术还在不断发展，很多新技术将改变传统的工作流程，使得临床应用更加广泛，这是一个正反馈机制，所以对于磁共振来说，是MR用于放射肿瘤的最佳时机。而我们需要做的就是培训更多的放疗相关工作者，掌握磁共振知识及临床应用，为即将到来的磁共振引导放射治疗做好准备工作。这不仅对于放疗来说意义重大，对于其他肿瘤领域也是一样的。

参考文献

［1］HOLDING A F. Roentgen deep therapy in malignant tumors ［J］. Am J Roentgenol, 1916, 3: 191-198.

［2］HOLDING A F. Improved cancer prognosis justified by deep roentgen treatment ［J］. Am J Roentgenol, 1917, 4: 183-188.

［3］MARTIN C L, MARTIN J M. Clinical problems in roentgen therapy of deep seated tumors ［J］. Am J Roentgenol, 1923, 10: 818-829.

［4］WATSON W L, URBAN J. Million volt roentgen therapy for intrathoracic cancer: palliative effects in a series of sixty-three cases ［J］. Am J Roentgenol, 1943, 49: 299-305.

［5］LOUIE A V, RODRIGUES G, OLSTHOORN J, et al. Inter-observer and intra-observer reliability for lung cancer target volume delineation in the 4D-CT era ［J］. Radiother Oncol, 2010, 95 (2): 166-171.

［6］LIU H H, BALTER P, TUTT T, et al. Assessing respiration-induced tumor motion and internal target volume using four-dimensional computed tomography for radiotherapy of lung cancer ［J］. Int J Radiat Oncol Biol Phy, 2007, 68 (2): 531-540.

［7］HOLLAND B A, BRANT-ZAWADZKI M, NORMAN D, et al. Magnetic resonance imaging of primary intracranial tumors: a review ［J］. Int J Radiat Oncol Biol Phys, 1985, 11 (2): 315-321.

［8］LIANG S B, SUN Y, LIU L Z, et al. Extension of local disease in nasopharyngeal carcinoma detected by magnetic resonance imaging: improvement of clinical target volume delineation ［J］. Int J Radiat Oncol Biol Phys, 2009, 75 (3): 742-750.

［9］EMAMI B, SETHI A, PETRUZZELLI G J. Infl uence of MRI on target volume delineation and IMRT planning in nasopharyngeal carcinoma ［J］. Int J Radiat Oncol Biol Phys, 2003, 57 (2): 481-488.

［10］FONTEYNE V, VILLEIRS G, SPELEERS B, et al. Intensity-modulated radiotherapy as primary therapy for prostate cancer: report on acute toxicity aft er dose escalation with simultaneous integrated boost to intraprostatic lesion ［J］. Int J Radiat Onol Biol Phys, 2008, 72 (3): 799-807.

［11］DIMOPOULOS J C, DE VOS V, BERGER D, et al. Inter-observer comparison of target delineation for MRI-assisted cervical cancer brachytherapy: application of the GYN

GEC-ESTRO recommendations［J］. Radiother Oncol，2009，91（2）：166−172.

［12］ROBERT W，HAACKE EM，THOMPSON MR，etal. Magnetic Resonance Imaging-Physical principles and sequence design［M］. John Wiley&Sons Inc，2014.

［13］KANNAL E，BARKOVICH A J，BELL C，et al. ACR guidance document on MR safe practices［J］. J Magn Reson Imaging，2013，37（3）：501−530.

［14］程敬亮，张勇. 磁共振检查的安全性与危险防范［M］. 郑州：郑州大学出版社，2011.

［15］SHELLOCK F G，CRUES J V. MR procedures：biologic effects，safety and patient cane［J］. J Radiol，2004，232：635−652.

［16］NAZARIAN S，HANSFORD R，RAHSEPAR A，et al. Safety of magnetic resonance imaging in patients with cardiac devices［J］. N Engl J Med，2017，377（6）：2555−2564.

［17］KIM SJ，KIM S A. Safety issues and updates under MR environments［J］. Eur J Radiol，2017，89：7−13.

［18］TSAI L L，GRANT A K，MORTELE K J，et al. A practical guide to MR imaging safety：what radiologists need to know［J］. Radiographics，2015，35（6）：1722−1737.

［19］SHELLOCK F G，CRUES J V. MR procedures：biologic effects，safety and patient cane［J］. J Radiol，2004，232：635−652.

［20］WANG J. Issue with radiotherapy heating in MRI［J］. J Appl Clin Med Phys，2014，15（5）：5064.

［21］胡俏俏，刘卓伦，张健等. 放疗体位固定板材料对MR定位图像质量影响［J］. 中华放射肿瘤学杂志，2018，27（4）：410−415.

［22］陈辛元，韩伟，戴建荣等. MRI模拟定位机的选型安装及验收测试［J］. 中华放射肿瘤学杂志，2017，26（5）：603−606.

［23］OKAMOTO Y，IMANAKA K，SAKAGUCHI T，et al. Fundamental study on development of MRI simulation system for radiotherapy planning［J］. Int J Radiat Oncol Biol Phys，1993，27（S1）：303.

［24］SCHUBERT K，WENZ F，KREMPIEN R，et al. Possibilities of all open magnetic resonance scanner integration in therapy simulation and three—dimensional radiotherapy planning［J］. Strahlenther Onkol，1999，175（5）：225−231.

［25］PAULSON E S，CRIJNS S P，KELLER B M，et al. Consensus opinion on MRI simulation for external beam radiation treatment planning［J］. Radiother Oncol，2016，121（2）：187−192.

［26］JACKSON EF，BRONSKILL MJ，DROST DJ，et al. Acceptance testing and quality assurance procedures for magnetic resonance imaging facilities［J］ AAPM REPORT NO，2010，10：100.

［27］任雯廷，陈辛元，戴建荣. 磁共振放疗模拟定位技术应用现状与问题［J］. 中华放

射肿瘤学杂志，2015，24（1）：93-96.

［28］VAN DER HEIDE U A，FRANTZEN-STENEKER M，ASTREINIDOU E，et al. MRI basics for radiation oncologists［J］. Clin Trans Radiat Oncol，2019，18：74-79.

［29］BRIX L，RINGGAARD S，SØRENSEN T S，et al. Hree-dimensional liver motion tracking using real-time two-dimensional MRI［J］. Med Phys，2014，41：042302.

［30］DOEMER A，CHETTY I J，GLIDE-HURST C，et al. Evaluating organ delineation，dose calculation and daily localization in an open-MRI simulation workflow for prostate cancer patients［J］. Radiat Oncol，2015，10：37.

［31］YANG Y，CAO M，SHENG K，et al. Longitudinal diffusion MRI for treatment response assessment：Preliminary experience using an MRI-guided tri-cobalt 60 radiotherapy system［J］. Med Phys，2016，43：1369.

［32］PADHANI AR，LIU G，KOH DM. Diffusion weighted magnetic resonance imaging as a cancer biomarker：consensus and recommendations［J］. Neoplasia，2009，11：102-125.

［33］WANG J，WEYGAND J，HWANG K P，et al. Magnetic resonance imaging of glucose uptake in patients with head and neck cancer［J］. Sci Rep，2016，6：30618.

［34］HUA C H，UH J，KRASIN M J，et al. Clinical implementation of magnetic resonance imaging systems for simulation and planning of pediatric radiation therapy［J］. J Med Imaging Radiat Sci，2018，49（2）：153-216.

［35］何天宇，李思涵，李光. 磁共振增强扫描序列在合并阻塞性肺炎或肺不张肺癌放疗靶区勾画价值［J］. 中华放射肿瘤学杂志，2020，29（5）：369-373.

［36］BAINBRIGDE H，SALEM A，TIJSSEN H N，et al. Magnetic resonance imaging in precision radiation therapy for lung cancer［J］. Trans Lung Cancer Res，2017，6（6）：689-707.

［37］The WHO World Alliance for Patient Safety，Radiotherapy Safety Expert Consensus Group. Radiotherapy risk profile，technical manual［R］. WHO，2008.

［38］MAHADEVAN L S，ZHONG J，Venkatesulu B，et al. Imaging predictors of treatment outcomes in rectal cancer：An overview［J］. Crit Rev Oncol Hematol，2018，129：153-162.

［39］MAZZARA G P，VELTHUIZEN R P，Pearlman J L，et al. Brain tumor target volume determination for radiation treatment planning through automated MRI segmentation［J］. Int J Radiat Oncol Biol Phys，2004，59：300-312.

［40］LIGTENBERG H，SCHAKEL T，DANKBAAR J W，et al. Target volume delineation using diffusion-weighted imaging for mR-guided radiotherapy：a case series of laryngeal cancer validated by pathology［J］. Cureus，2018，11，10（4）：e2465.

［41］NGUYEN M L，WILLOWS B，KHAN R. The potential role of magnetic resonance spectroscopy in image-guided radiotherapy［J］. Front Oncol，2014，5，4：91.

［42］MART'IN NOGUEROL T，S'ANCHEZ-GONZ'ALEZ J，MART'INEZ BARBERO JP， et al. Clinical imaging of tumor metabolism with 1H magnetic resonance spectroscopy[J]. Magn Reson Imaging Clin N Am, 2016, 24（1）: 57-86.

［43］ ZHOU J, HEO H Y, VAN ZIJL P C M, et al. APT-weighted MRI: techniques, current neuro applications, and challenging issue [J]. J Magn Reson Imaging, 2019, 50（2）: 347-364.

［44］ WANG J, TANDERUP K, CUNHA A, et al. Magnetic resonance imaging basics for the prostate brachytherapist [J]. Brachytherapy, 2017, 16（4）: 715-727.

［45］ JOHNSTONE E, WYATT J J, HENRY A M, et al. Systematic review of synthetic computed tomography generation methodologies for use in magnetic resonance imaging-only radiation therapy [J]. Int J Radiol Oncol Biol Phys, 2018, 100（1）: 199-217.

［46］ DIMOPOULOS J C A, PETROW P, TANDERUP K, et al. Recommendations from Gynaecological（GYN）GEC-ESTRO Working Group（IV）: basic principles and parameters for MR imaging within the frame of image based adaptive cervix cancer brachytherapy [J]. Radiother Oncol, 2012, 103: 113-122.

［47］ EDMUMD J M, NYHOLM T. A review of substitute CT generation for MRI-only radiation therapy [J]. Radiat Oncol, 2017, 12（1）: 28.

［48］ BRATOVE I, PALUSKA P, GREPL J, et al. Validation of dose distribution computation on sCT images generated from MRI scans by Philips MRCAT [J]. Rep Pract Oncol Radiother, 2019, 24（2）: 245-250.

［49］ RANTAL I, KEMPPANIAN R, KEYRILÄÎNEN J, et al. Quality assurance measurement of geometric accuracy for magnetic resonance imaging-based radiotherapy treatment planning [J]. Phys Med, 2019, 62: 47-52.

［50］ 林承光, 丁苟生, 张德康, 等. 肿瘤放射治疗技术操作规范 [M]. 北京: 人民卫生出版社, 2019.

［51］ Radiology A. Site scanning instructions for use of the MR phantom for the ACR MRI accreditation program [J]. American college of radiology, 2008.

［52］ RANTAL I, KEMPPANIAN R, KEYRILÄÎNEN J, et al. Quality assurance measurement of geometric accuracy for magnetic resonance imaging-based radiotherapy treatment planning [J]. Phys Med, 2019, 62: 47-52.

［53］ WANG J, YUNG J, KABDI M, et al. Assessment of image quality and scatter and leakage radiation of an integrated MR-LINAC system [J]. Med Phys, 2018, 45（3）: 1204-1209.

［54］ CONSTANTIN D E, HOLLOWAY L, KEALL P J, A novel electron gun for inline MRI-linac configurations [J]. Med Phys, 2014, 41: 022301.

［55］ RAAYMAKERS R W, JURGENLIEMK-SCHULZ I M, Bol GH, et al. First patients treated with a 1.5T MRI-Linac: Clinical proof of concept of a high-precision, high field MRI guided radiotherapy treatment [J]. Phy Med Biol, 2017, 62: L41.

［56］TIJSSEN R H，PHILIPPENS E P，WANG J，et al．MRI commissioning of 1.5T MR-linac systems-a multi-institutional study［J］．Radiother Oncol，2019，132：114-120.

［57］KOOREMAN E S，VAN HOUDT PJ，WANG J，et al．Feasibility and accuracy of quantitative imaging on a 1.5T MR-linear accelerator［J］．Radiother Oncol，2019，133：156-162.

［58］ZHOU Y，YUAN J，WONG O L．Assessment of positional reproducibility in the head and neck on a 1.5-T MR simulator for an offline MR-guided radiotherapy solution［J］．Quant Imaging Med Surg，2018，8（9）：925-935.

［59］POLLARD J M，WEN Z，WANG J，et al．The future of image-guided radiotherapy will be MR guided［J］．Br J Radiol，2017，90（1073）.

［60］MASPERO M，SEEVINCK P R，SCHUBERT G，et al．Quantification of confounding factors in MRI-based dose calculations as applied to prostate IMRT［J］．Phys Med Biol，2017，62（3）：948-965.

［61］TYAGI N，FONTENLA S，ZHANG J，et al．Dosimetric and workflow evaluation of first commercial synthetic CT software for clinical use in pelvis［J］．Phys Med Biol，2017，21（62）：2961-2975.

［62］STEMKENS B，PAULSON E S，TIJSSEN R H．Nuts and bolts of 4D-MRI for radiotherapy［J］．Phys Med Biol，2018，63（21）：21 TR01.

［63］YUAN J，WONG O L，ZHOU Y，et al．A fast volumetric 4D-MRI with sub-second frame rate for abdominal motion monitoring and characterization in MRI guided radiotherapy［J］．Quant Imaging Med Surg，2019，9（7）：1303-1314.